JN146752

# 伝わる医療の描き方

執筆 原木 万紀子　監修 内藤 宗和

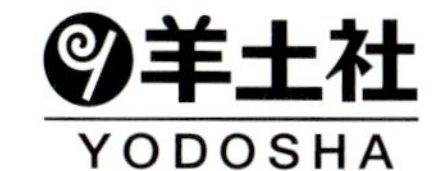

【注意事項】本書の情報について

本書に記載されている内容は，発行時点における最新の情報に基づき，正確を期するよう，執筆者，監修・編者ならびに出版社はそれぞれ最善の努力を払っております．しかし科学・医学・医療の進歩により，定義や概念，技術の操作方法や診療の方針が変更となり，本書をご使用になる時点においては記載された内容が正確かつ完全ではなくなる場合がございます．また，本書に記載されている企業名や商品名，URL等の情報が予告なく変更される場合もございますのでご了承ください．

# 監修の序

人体は、約37兆個の細胞から成り、細胞—組織—臓器—器官系と、ミクロからマクロまでの構造がそれぞれに機能して初めて、生体としてのシステムが成り立ちます。解剖学とはこのような生命の基盤を担う学問であり、「観察力」と、観察することでその本質や奥底にあるものを見抜く「洞察力」が必要とされます。しかし、「観察力」と、「洞察力」があっても、それを用いて人に伝える「表現力」がなければ、得た知識を有効に使うことはできません。

レオナルド・ダ・ヴィンチは、万能人と呼ばれ、建築学、数学、幾何学、音楽、天文学、解剖学、生理学など、様々な分野に顕著な業績を残しました。レオナルド・ダ・ヴィンチが作成した解剖図は、近代解剖学の先駆けとなるもので、これまで多くの解剖学者がこれを用いて学び、その間違いを正し、現在の解剖学に至ります。彼がいかに明晰な頭脳を持っていても、仮に表現力がなかったとしたら、彼の考えは誰にも伝わることなく絶えていったことでしょう。

医学に従事していると、学術論文の作成などの経験から「文章の表現力」は自ずと磨かれていきます。一方で、見たものを正確に、あるいは見たものを分かりやすく相手に伝える「絵・図の表現力」を学ぶ機会はほとんどないといっても過言ではありません。

この本では、東京藝術大学大学院美術科で芸術学修士を取得した後、東京大学大学院医学研究科で医学博士を取得するという異色の経緯を持つ著者が、「描く」という視点から、人体をいかに捉え、いかに認識し、いかに表現するかを教えてくれています。

現在、医学・医療を志して学ぶ人、日々患者さんへ図を用いて説明している医療従事者、そして医学に関与する全ての方々にとって、新たな「表現力」を獲得する一助になることを期待します。また芸術の分野で、人体という生命の神秘を捉え表現している方々にとって、医学・医療の現場とのより良いコラボレーションの第一歩になると幸いです。

内藤宗和

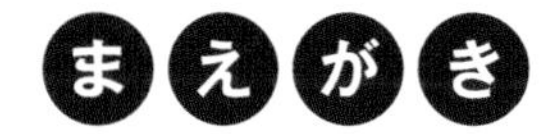

**患者さんに説明するためのイラストがさらさらと描けたら良いのにな**

**論文にイラストを掲載したいのだけど、どうやったら上手く描けるのでしょうか**

言葉や文字ではなくイラストレーション（以下イラスト）を用いることで、難しい専門用語や、複雑な構造を有したもの、もしくは肉眼では見ることができないものなどの情報を、効果的に伝えることが期待されます。特に医療の分野では、解剖図などをはじめとし、言葉では伝えきれない情報が数多く存在するため、近年では、医療情報に特化したイラストとして、“メディカルイラストレーション（Medical Illustration）”というジャンルが提唱されるまでになりました。

そのような状況も相まって、医師の方から冒頭のような依頼を受け、イラストの描き方を指導するようになったのは、今から7年程前になります。

よく耳にしたのは、どのようにイラストを描いたら良いのか、練習は必要なのか、日々の多忙な業務のなか本当にイラストを描くことができるのだろうか…という疑問でした。多くの方が“描くことは難しい”“才能なのではないか”と思っていらっしゃるのではないでしょうか。

確かに、何事にも“練習”は必要です。もちろん“才能”もあるに越したことはありません。しかしイラストを描く際には、“練習”を積み重ねる前に、まずは“認識”を変えること、そして“才能”に頼るのではなく、描く際にも“考える”習慣を大事にすることが重要になります。この“認識”・“考える”の2つに重点を置くことが、イラスト上達の近道になるのです。

面白いことに、イラストが上達するのは、実際に手を動かし描いている時ではなく、どのように描こうかと、頭の中で考えている時であるとも言われる程です。これは、私が美術の大学に入る際に通っていた美術予備校の先生に言われた言葉で、科学的なエビデンスは定かではありませんが、医療従事者の方へ指導するなかで、体感として正しくこの通りだと感じることが多々あります。本書はその経験にもとづき、著者なりに美術の知識と技術を最適化した「医療従事者の方のためのイラスト上達法」をまとめたものです。

## “描くことは思考すること”

治療から研究まで、どのように中身を設計していこうかと、まず初めに“デザイン”を考えるように、絵を描く際にも、どのように描こうかと考えることが、最終的に良い（上手い）イラストへと繋がっていくのです。

本書における良い（上手い）とは、“適切に情報を伝えることができる”という意味で用いています。実際は、情報を伝える相手の知識量やバックグランド、さらには好みなども影響するため（この点についてはPart 1にて解説します）、一概に“良い”と判断することは難しいのですが、本書は考えうる限りの最適な状態（possible best）の“良い”に近づけるためのTipsを、医療の情報に沿ったかたちで紹介していきます。

もちろんTipsは“絶対的”なものではなく、考えるための手かがりです。本書が、イラストのことを“考え”て、さらに情報を的確に伝えられる“良い”イラストが作成されるためのきっかけとなることを願っています。

原木万紀子

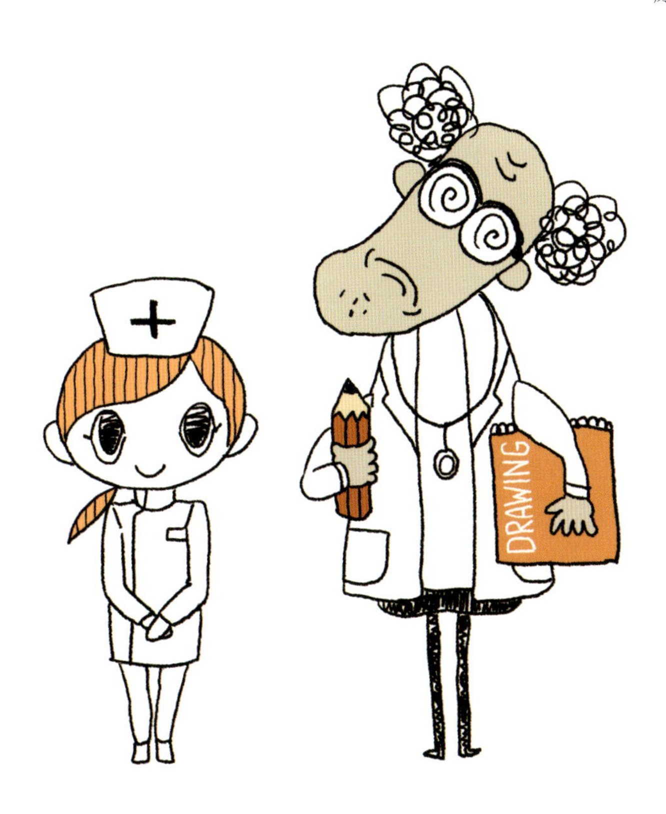

## CONTENTS

本書は Part 1～4 の 4 部構成です.

- **Part 1**　医療者がビジュアル・コミュニケーションを上手に行うために
- **Part 2**　患者さんに伝えるために―人体の形状を描く
- **Part 3**　医療者に伝えるために―より複雑な情報を描く
- **Part 4**　もっと詳しく知りたい方へ

Part 1 では描く前に重要な検討事項を，Part 2～3 では実際に手を動かす際の技術を，医療の具体的な場面を題材に解説していきます．Part 4 は美術に関する補足事項です．

## Part 3
# 医療者に伝えるために
### より複雑な情報を描く



## Part 4
# もっと詳しく知りたい方へ

## Part1 Point1

# 誰かに何かを伝えるために

### イラストという方法を活用することについて

芸術としてのイラストと違い、コミュニケーションのツールとしてのイラストは、いくつかの表現方法に類型化することができます。同じコミュニケーションツールである「ことば」に丁寧語や方言など様々な表現方法があるように、イラストもどんな表現方法を選択するかによって、伝わり方が異なります。本書のはじめに、イラストと情報伝達の関係について解説します。イラストの必要性について疑問をおもちの方もまずこちらからお読みください。

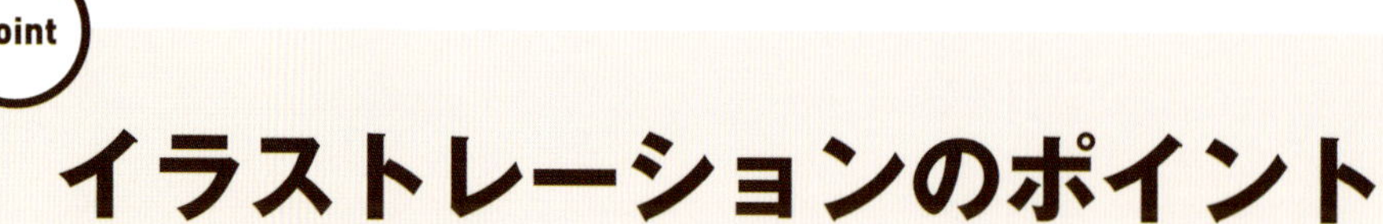

# イラストレーションのポイント

- “良い”（適切に情報を伝えることができる）イラストの作成には、手を動かす技術よりも頭で考えることが大切です。
- 医療現場における“良い”イラストの作成には医学的知識が役立ちますが、イラストを見る人（例えば患者さん）との知識のギャップを認識する必要があります。
- どこで、なんのために用いるかにあわせて選択する表現のバリエーションを頭に入れておくことが、“良い”イラスト作成の第一歩です。

本書を手に取られた方の多くは、

**イラストレーション（以下イラスト）が上手に描けるようになりたい…**

と思っていらっしゃるはずです。その思いの内側には、“イラストの方が言葉で説明するよりも簡単に伝わるのではないか”、または“イラストの方がうまく情報を盛り込める”、等の期待があるのではないでしょうか。一方で、本書を手に取られた方のなかには、イラストが適切に情報を伝えられるのかどうか、または、どうして写真ではダメなのか、何故、あえて手で描く必要があるのだろうか、疑問を抱いている方も少なくないでしょう。

Point 1 ではその疑問を払拭すべく、イラストがどのような役割を担っていて、見る人にどのような影響を与えるのか、関連研究を引用しながら考えていきます。

## イラストを使う意義

まずはじめに、なぜイラストにする必要があるのか、という点から紐解いていきましょう。

医学・医療の領域には、レントゲンをはじめ、CTやMRIなど、身体の情報を精密に切り取る技術が多く用いられます。しかし、情報が細密に、そして複雑になればなるほど、必要な情報を抜き取ることが困難となり、専門に特化した知識や、経験が必要になります。例えば、患者さんがレントゲン写真を見ても、病気のサインを読み取ることは難しいでしょう。“知識”と“経験”が、医療従事者の方よりも不足しているためです。そこで、膨大で複雑な情報のなかから、必要な情報のみを取り出して画き出す、“イラストレーション”という手法が役に立つのです。解剖図も同じで、CG（コンピュータ・グラフィック）が普及した現在でも人の描いたイラストが使われているのは、身体の情報を素早く、正しく理解するためと言っても過言ではありません。

すなわち、描くこと、イラスト化するということは、多くの情報のなかから価値のある情報を取り出して提示する（これを専門的には「情報マネジメント」と言います）ことだと言えるでしょう。さらに、イラストの良い所は、肉眼では見えないミクロな情報や、細胞の構造や概念をも捉えることができる点です。言葉では伝え難い情報も、イラストにすることで、その中身をわかりやすく相手に伝えられるのです。

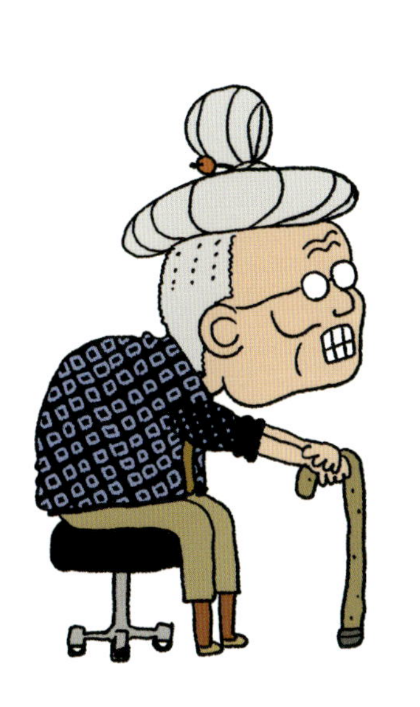

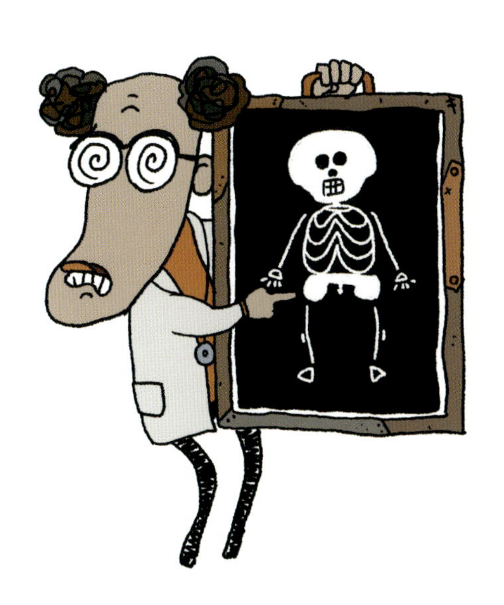

## イラストの描写量と情報量

しかしイラストと一口で言っても、その表現の仕方はさまざまで、1つの対象（モチーフ）を描くにしても、複数の描き方があります。

特定のモチーフを定められてしまうと、見えている通りに描かなければ！　と、少し肩に力が入りがちですが、見えている通りに描くのが必ずしも正解であるとは限りません。心臓のイラストを例に考えてみましょう。

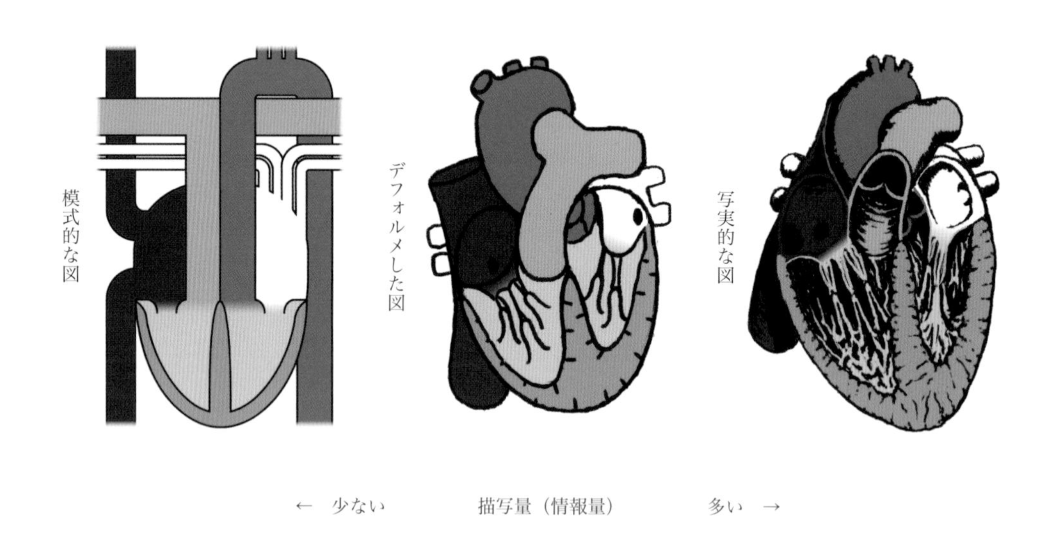


←　少ない　　　　描写量（情報量）　　　　多い　→

一番右が、心臓をより本来の状態に似せ“リアル”に描いたもの、中央は、心臓の特徴的な箇所を“誇張”して描いたもの、一番左が、より簡略化し“模式的”に描いたものです。同じ心臓のイラストでも、描き方が違うと、見る人に与える印象も異なることは明らかです。

これはいわゆる“描写量”の違いがイラストに反映されたもので、右に行くほど“描写量”が多く、左に行くほど“描写量”が少ない状態となります。“描写量”は“情報量”と比例します。“描写量”が多ければ多いほど、イラストがもつ“情報量”は多くなり、少なければ“情報量”も少なくなります。

実際に、上記のようなイラストを使い、医療従事者と、非医療従事者にどれが最も好みか尋ねた実験が行われています。医療従事者の場合、３つの描写の違いに大きな好みの差は生じませんでした。一方で、非医療従事者の場合、約７割が“写実的”な描写が最も好みであると回答し、選択をした理由の多くは“見慣れているから”というものでした。

この“見慣れている”という点は、“見やすさ・わかりやすさ”へポジティブに影響するという研究結果が示されています〔処理流暢性（Processing Fluency）：脳内での情報処理のしやすさが、わかりやすさへと影響すること〕。また、非医療従事者が“写実的”なものを選択した理由として、描写量の多さが情報量の多さを意味することを無意識に感じ、自身の知識水準の高さを明示するために“写実的”な描写を選んだのではないかという考察がなされています。

この実験の結果を受け、イラストの表現をすべて“写実的”にすれば良い！ と示したかった訳ではありません。この実験では“好み”がイラストの価値基準でした。“血液の流れのわかりやすさ”を問えば、また違った結果になるでしょう。誰もが一度は教科書等で見たことがある心臓とは違い、例えば人工心肺のイラストなら、写実的では何が何だかわからないかもしれません。“誰に”、そして“何を”伝えたいかによっても適切な表現は異なるということです。細胞のなかのミクロの世界で起こる現象等、目で見ることの難しい情報が溢れている医学の分野においては、どの描写量で伝えるのかをまず考えることが重要になります。

では、タバコによる肺へのダメージを啓発するため、ニコチンで肺が汚れてしまった様子をイラスト化する場合を仮定するとどうでしょうか。次ページ左のように描写量・情報量が少ない模式的な図にしてしまうと、タバコの恐ろしさが伝わりにくくなってしまいます。一方で、右のように写実的なイラストは一般の人がイメージする肺の形とやや乖離があるため、実感が湧きにくいかもしれません。

---

[1] Strong J, Erolin C. Preference for detail in medical illustrations amongst professionals and laypersons. J Vis Commun Med. 2013 Jun;36(1-2):38-43.

[2] Reber, R., Schwarz, N., Winkielman, P.: Processing fluency and aesthetic pleasure: Is beauty in the perceiver's processing experience?, Personality and Social Psychology Review, 8(4), pp.364-382, 2004.

[3] Reber, R., Wurtz, P., Zimmermann, T. D.: Exploring "fringe" consciousness: The subjective experience of perceptual fluency and its objective bases, Consciousness and Cognition, 13(1), pp.47-60, 2004.

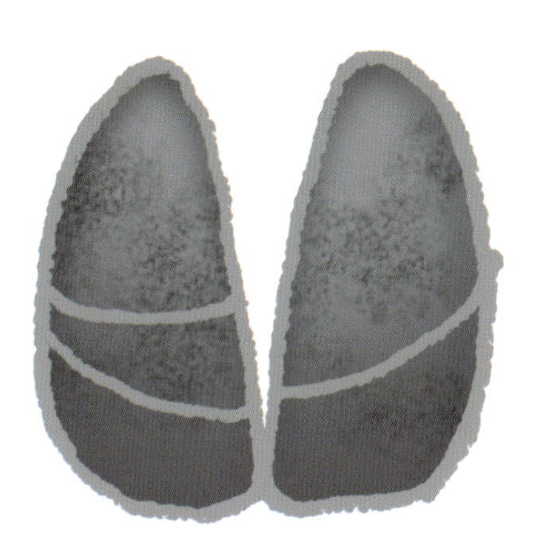

模式的

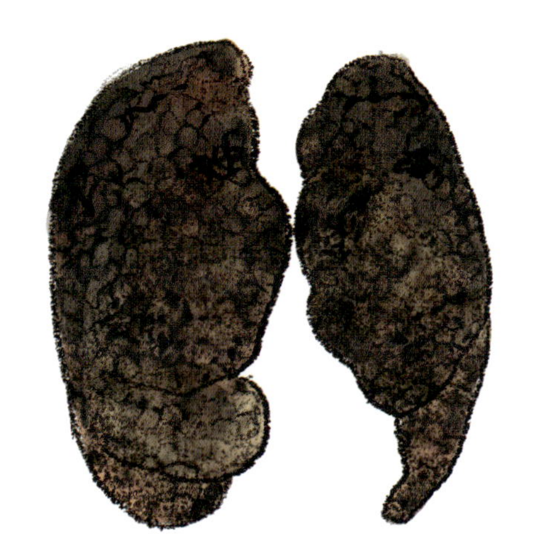

写実的

さらに、大人ではなく子どもに対して伝える場合には、写実的なイラストよりも、シンプルなイラスト（模式的）の方が伝わりやすいとの実験結果もあります。イラストの効果を最大化するためにはこういった検討をふまえて、その時一番伝えたい相手に適した表現を考える必要があります（詳しくはPoint 3で）。

そして、イラストに重要なのは、描写量だけではありません。同じく重要なのが、色の付け方です。先の心臓の絵に、3種類の方法で色をつけたものが右ページの図ですが、その印象の違いがよくわかります。色の有無だけでなく、色の濃い淡いでも印象が大きく異なることがおわかりいただけるでしょう（詳しくはPart 2 Case 6で）。

[4] Filippatou D, Pumfrey PD. Pictures, Titles, Reading Accuracy and Reading Comprehension: a research review (1973-95). Educational Research. 1996;38(3):259-91.

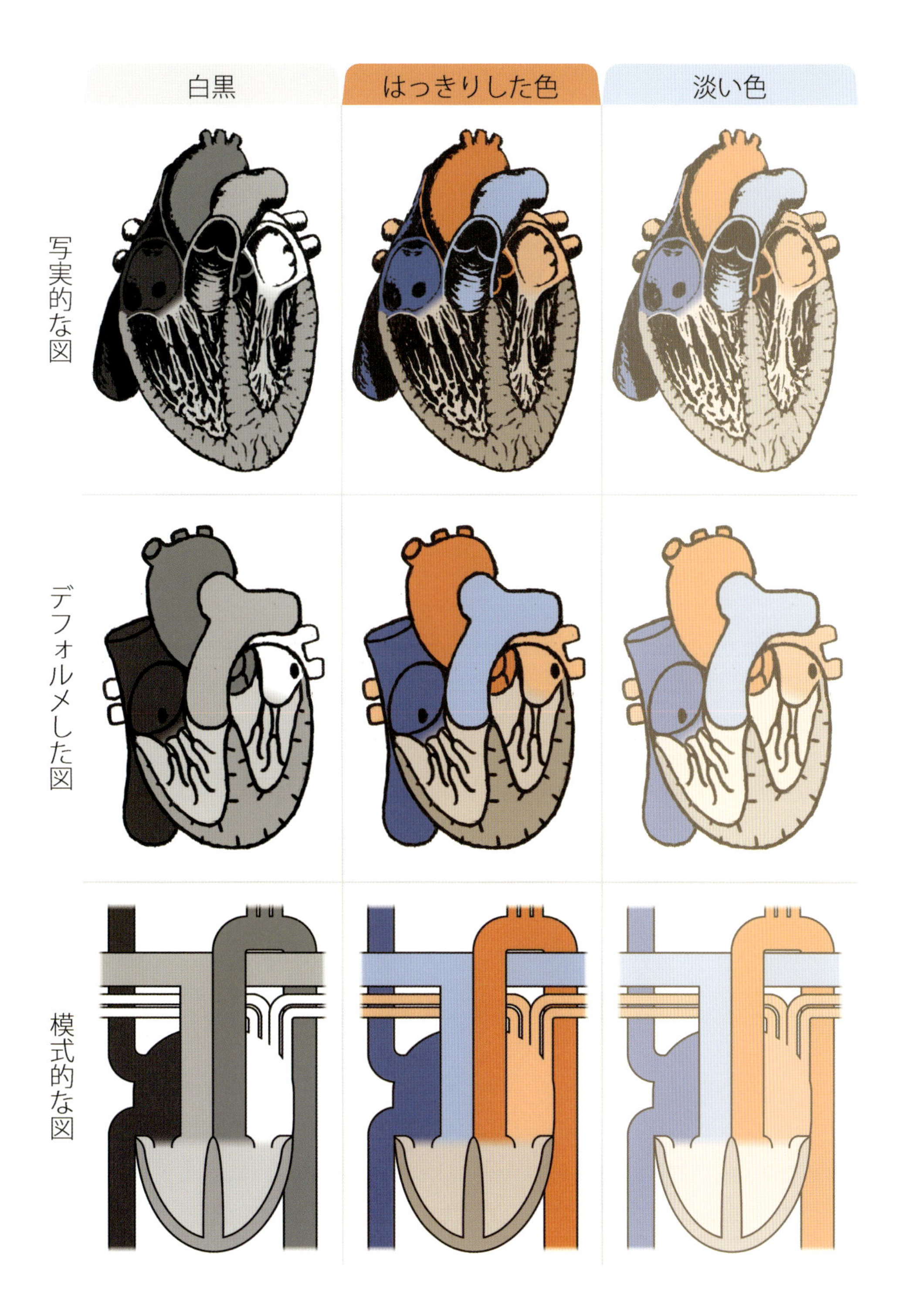
白黒
はっきりした色
淡い色
写実的な図
デフォルメした図
模式的な図

## “良い”イラストは頭で描く

ここまで述べてきたように、誰に対し、何を最も伝えたいのかを最初に整理しておくことが、読者の皆さんの“イラストを上手に描けるようになりたい”という目的達成の近道になるのです。残念ながら、現時点では“情報伝達に最も効果的なイラスト”という定型化された理論は存在しません。しかし、特に情報をもつ人がもたない人に対して説明を行う際に、イラストが理解促進手段として有効であるという評価はされており、これは読者の皆さんの主な目的に適うものでしょう。本書では、その際に役立つ考え方を、順を追って紹介していきます。

イラストは、描いている最中ではなく、描く前の段階で考えること、思考することで上達します。考えたことは必ずイラストへと反映されます。例えば誰かにプレゼントをあげることを想像してみましょう。「どのようなものが好きかな」「どのようなシチュエーションであげようかな」と思いを巡らすことでしょう。プレゼントで相手を喜ばせられるかは、それまでの準備にかかっています。

ここまでの紹介で、曖昧な点が多いのだなと思った方もいるかもしれません。確かに、有効性の検討、最善な表現方法の検討など、研究が待たれる点は多々あるものの、知らない知識を専門的な用語で示すことなく、イラストを用いて視覚的に表現することで、万人が同じ情報を共有できるメリットに疑いはありません。2010年以降、メディカルイラストレーションだけでなく、インフォグラフィック、データビジュアライゼーションなどの言葉がさまざまな分野で用いられるようになってきた事実から、情報を視覚的に提示することの可能性の大きさに気付かされます。

多くの人と瞬時に情報を共有するためにも、イラストという手段は最適な方法です。皆さんがイラストを使って情報伝達を行うことで、まだ明らかになっていないイラストの効果も確立されていくでしょう。

本書のPart 1では、本項に続きイラストを描く前に考えること、整理することを解説していきます。Part 2では特に患者さんとのコミュニケーションのような場面で有効な模式的な表現のTipsを、Part 3では研究発表のような場面で有効な写実的な表現のTipsをと、ステップアップしていきたいと思います。

Part1 Point2

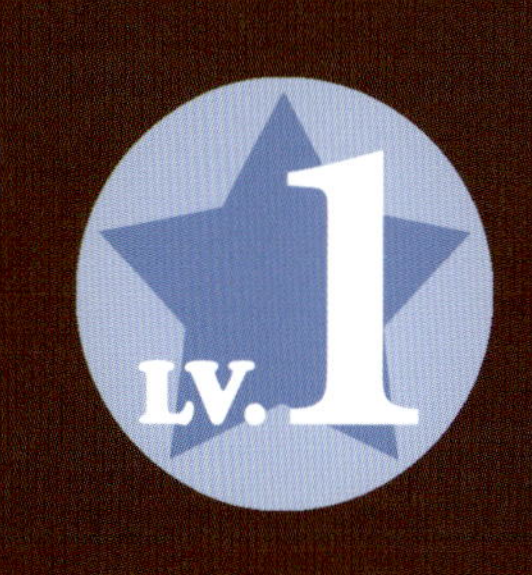

# イラストを描くときの基本的な認識について

## 3つの要素：色・形・質

「上手なイラストを描く」ためには「美術の才能が必要だ」とお考えの方もいるかもしれません。しかし、情報を伝える手段としてのイラストに、必ずしも才能は必要ありません。Point 1では目的にあわせてイラストの表現方法を考えることの重要性を述べました。Point 2では、イラストの描き方は3つの要素に分解でき、それら要素を理解し、適切に組み合わせることで情報が伝わるのだということを解説します。これらは才能や感性ではなく、知識によって習得できる「技術」です。

# イラストレーションのポイント

- イラストは色・形・質の３つの要素から成り立ちます。
- ３つの要素は質→形→色の順番で考える必要があります。

実際にイラストを描いてみよう！ と思い立ったのになんだか上手に描けないという経験をもつ方もいらっしゃるかもしれません。この“なんだか上手に描けない”の原因がわかれば、対策を講じることができます。ここでポイントとなる考え方が“イラストは大きく３つの要素で構成されている”というものです。３つの要素とは“色・形・質”を指し、この３つを順番に組み立てていくことが、適切に情報を伝えることができる“良い”イラストへと繋がっていくのです。

## イラストの“色・形・質”とは

この３要素の関係を最も的確に表しているのが、夏目漱石が商業作家として最初に書いた作品、『虞美人草』の中の一節にある「色を見るものは形を見ず、形を見るものは質を見ず[1]」という一文です。以下にこの一文を引用しながら、それぞれの要素について解説してきます。

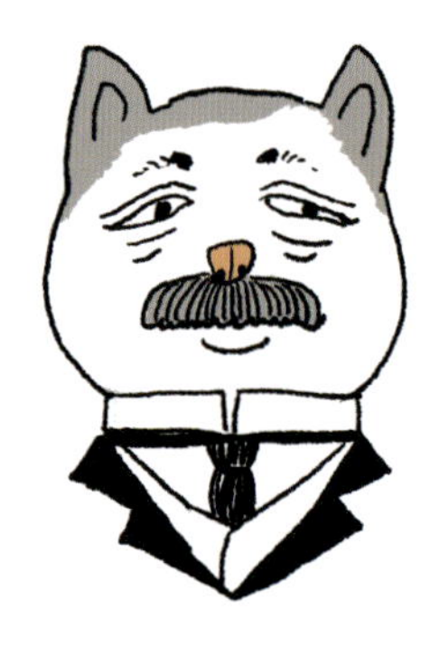


[1] 夏目漱石『虞美人草』改版 角川文庫 , 2017,6.

## “色”の定義について

この一文は“色”と“形”と“質”という言葉を用いて“世界”そのものを形容したものですが、小説の中のフレーズにとどまらず、イラストを作成する際に重要な3つの要素を示しています。

“色”はイラストに施す“個性”に該当する部分、すなわち対象の模様や色彩など、他との差別化を図るための要素です。“形”は、イラスト化する対象のカタチそのものを指す要素です。そして“質”は、“形”の背後にある知識全般のことを指します。例えば、全身像のイラストを描く際に、骨格や筋肉の知識があれば体表に現れる身体の“形”が理解できるように、“形”を形成するために重要な要素となります。

この“色・形・質”すなわち、“個別の特徴、形の正確性、形の背後に存在する知識の理解”の3つの要素がバランスよく揃うことで、情報を伝達するのに適した“良い”イラストへと近づくことができるのです。以下では“色・形・質”の関係を紐解いていきます。

## “色・形・質”の優先順位

この“色・形・質”の要素をバランスよく揃えるためには、要素を集める順番が重要になります。異なった順番で着手してしまうと、情報を伝達するためのイラストとして成立しなくなってしまう可能性があるので、注意しましょう。

イラストを描こうとなった際、慣れていない方の多くは、描く対象の“色”に着目するように見受けられます。すなわち、対象のもつ個性（例えば模様や色彩）に目を奪われがちになってしまうのです。例えば、誰かの顔を見た際に、その人固有の特徴的な点に目がいきやすいのも、“色”に目が奪われている状態と言えます。イラストを描く際にも、まず目を奪われがちな“色”から着手しがちですが、“色”はイラストの仕上げの段階ではじめて必要となる要素なので注意が必要です。

一方、イラストを描く際の最初の手順として重要になるのは“質”、すなわち対象に対する知識の要素です。先の漱石の一文でも記されているように、“色”ばかりを見ていると形を見失い、形ばかりを見ているとその背後にある“質（知識）”を見失うと述べられています。この一文の逆が真であるかどうかについて漱石は言及していませんが、医療の分野に置きかえれば、身体の絵を描く場合に“質”となる解剖の知識を理解していなければ正確な“形”が描けず、正確な“形”が描かれていなければその“形”へ施す個性となる“色”さえも正確性に欠けてしまい、伝えたい情報が伝わらなくなってしまう可能性があることは、ご理解いただけるでしょう。そのため、まず力を入れて組むべき要素となるのが"質"にあたる、対象の知識なのです。伝えたい情報にはどのような知識を組み込むべきなのかを把握することが、イラストを描く際の最初のステップとなります。

次に重要な要素となるのが、"質"をもとに適切な"形"を描く手順です。"質"を正確に理解すれば、おのずと"形"を構成することができるため、"形"の要素は"質"に依存していると言えるでしょう。この"質"から"形"を構成する際の実際の取り組み方やポイントの詳細については、Part 2にて解説していきます。

そして、最後に残る要素が"色"になります。"色"は対象の個性、対象固有の特徴を表現する重要な役割を担います。人型のイラストに目や鼻を点や線で簡易的に捉えれば、もちろん人として認識することは可能です。そこからさらに、どんな人かを識別できるよう、より個別の特徴、例えば、目の大きさは？ 黒目の比率は？ 鼻と口の形や位置はどうか？ といった具合に、情報を細かく描写していく作業が"色"にあたります。先に示した描写の違いで言えば、"色"が多く施されている状態とは、写実的なイラストに該当すると言えるでしょう。伝える相手や用途によって"色"の施し方も異なってくるため、最後に調整を行うのが適しています。

さらに、"色"を多く施す場合には、それに耐えうる確固とした"形"の形成が重要になります。"形"はいわば"色"を入れる"器"のような役割を果たすため、形が曖昧になってしまうと、そこに施す"色"の善し悪しにも影響することになるでしょう。この"色"の基本的な施し方についてはPart 2、より細かなテクニックやポイントについてはPart 3にて解説を行います。

上記の点をふまえ、"色・形・質"の関係をイラストを作成するという視点でまとめると、"質（知識）"を理解することで"形（器）"が定まり、"形（器）"に必要な量の"色（より詳細な情報）"を施す、といった流れが導き出せます。

本書はこの流れを重視し、続くPart 1のPoint 3にて"質（知識）"の適切な取り扱いを解説し、Part 2の前半部で"形（器）"の構築方法を例示し、Part 2の後半から"色（より詳細な情報）"の様々な捉え方について解説していきます。

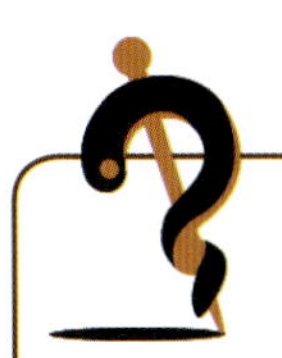

例示した夏目漱石の文章には実は続きがあり、“色・形・質”の関係をお酒とお酒を入れる器に見立てて形容しています。

世界は色の世界である、形は色の残骸である。
残骸を論って中味の旨きを解せぬものは、方円の器に拘わって、盛り上る酒の泡をどう片づけてしかるべきかを知らぬ男である。
いかに見極めても皿は食われぬ。唇を着けぬ酒は気が抜ける。

漱石の言う通り、“世界”と形容されるほど“色”はとても魅力的です。ですが、“色”が存在できるのは“形”があってこそで、“形”の本当の意味を知るためには器に対する知識、すなわち器の本来の使い方（何かを入れる、注ぐ）を理解したうえで中に入れたものこそ、本当に大事なもの“質”であると言っています。
皆さんのもっている“医療の知識”を美味しいお酒にするため、すなわち適切に情報を伝えるためにも、“質”→“形”→“色”の優先順位を意識していくことが重要になります。

Part1 Point3

# 目的どおりのイラストを手に入れるための検討事項

LV. 1

?

## 特にイラスト作成を実施・依頼する時に有効なフレームワーク

イラストを自作する、あるいは外注する際に何より大切になるのは、Point 2で説明した3つの要素のうち“質”に当たる部分で、イラスト作成前に確認すべき必須ポイントになります。そのために必要なフレームワークを紹介します。

Point

# イラストレーションのポイント

- イラストにしたい情報の「属性」「目的」「使用状況」「伝達相手」「描写量（情報量）」を整理します。
- 上記を整理するうえでフレームワークを用いると効率的です。

Point 1では、“良い”イラストを作成するための重要事項は“伝える相手のことを考え、情報を整理し、どのようなイラストが適しているのだろうと考えること”であると説明しました。Point 2では、イラストには“質”“形”“色”の3要素があり、このうち最も重要なのは“質”で、“質”とは知識であり情報であると述べました。まとめると、イラストを作成する前に“質”を十分に検討することが“良い”イラストへの一歩となります。

そこでこのPoint 3では“質”を検討するとはどういうことか？ 具体的にどの様な点に配慮して、どこまで考えるべきなのかについて、整理していきたいと思います。Point 1でイラスト作成の過程は“プレゼントをあげる時と同じ”と喩えました。Point 3も、プレゼントと対比しながら重要事項をじっくりと考えていきます。

## 何を伝えたいのか？

まずは、プレゼントすることで何を伝えたいのか？ これがとても重要になります。感謝の気持ちやお礼として、あるいはお返し、もしくは好意を伝えるためなど様々な場合が考えられるように、イラストを作成する際にも、何を伝えたいのかを最初に整理することが求められます。医学・医療に関する情報はこと患者さんにとっては高度なため、このステップを慎重すぎるくらい慎重に検討しておかないと、手術の手順を説明したいのに患部の状態に目がいってしまったり、患部の状態を説明したいのに人体解剖の複雑さに圧倒されたり、といった事態になりかねません。せっかくのプレゼントですから、もらった人が“なぜだろう？”と困ってしまうようなことは避けなければなりません。

## 誰に伝えたいのか？

次のステップとして、その相手はどのような人なのかをあらためて分析していきます。嗜好や趣味など、プレゼントには相手の人柄が大きく影響します。同じく、イラストにおいても“誰に伝えるのか”によって情報量（描写量）を変えたり、配色の仕方を変更したりする必要が出てくるかもしれません。相手をじっくりと分析する（不特定多数の場合はその共通項を見つけてみる）と、“伝える相手像（例えば、その人たちにとってなじみ深い表現や言葉遣い）”に近づけるはずです。



## いつどこで伝えたいのか？

そして、重要事項の核となるのが、前記の２つの点を加味したうえで“何をあげるのか”、イラストで言えば“どの様なイラストにしていくのか”という点です。このステップには“形”の要素、つまり技術的な事項も含みますが、“質”のなかで考えるべき事項を先にみていきましょう。

まず“何をあげるのか”は、どのようなシチュエーションでプレゼントをするのかにも左右されます。例えば、暑い日の屋外で、アイスクリームのケーキをプレゼントするのは少しリスクがあるでしょう。逆に、季節にちなんだもの、その土地の名物などは、受け取る側も喜んでくれる可能性が高いでしょう。イラストの場合も同じで、イラストを使用する場面はどこなのか、を想定してから作成する必要があります。疾患説明のため診療の場面で使うのか、論文の figure として使うのか、プロジェクターに投影して使う、web サイトに掲載するなど、様々な状況が想定されますが、それらの状況には、その状況特有の制約がある可能性を忘れてはいけません。論文の figure であれば、大きく掲載しないと細部が見えにくいようなイラストは文章のスペースを圧迫してしまうでしょう。もしくは規定によって、そもそも色数や着色ルールの指定があるかもしれません。使用される状況をあらかじめ把握することが重要です。

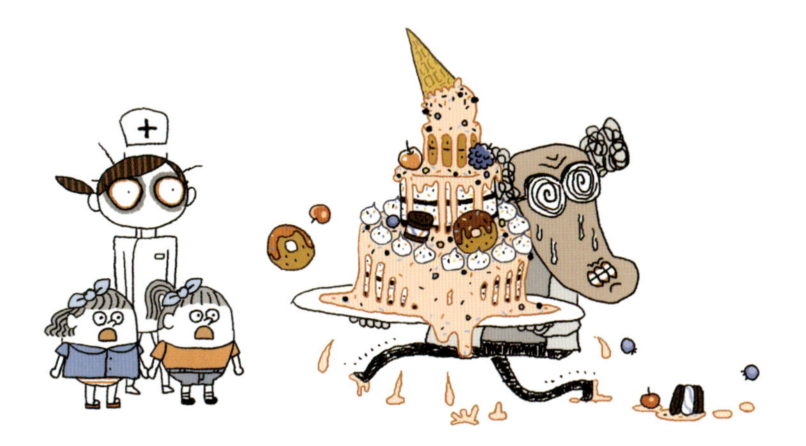

例えば、がん患者さんに浸潤転移という現象を伝えることを考えてみましょう。実際にパンフレットに使用したイラストを示します。

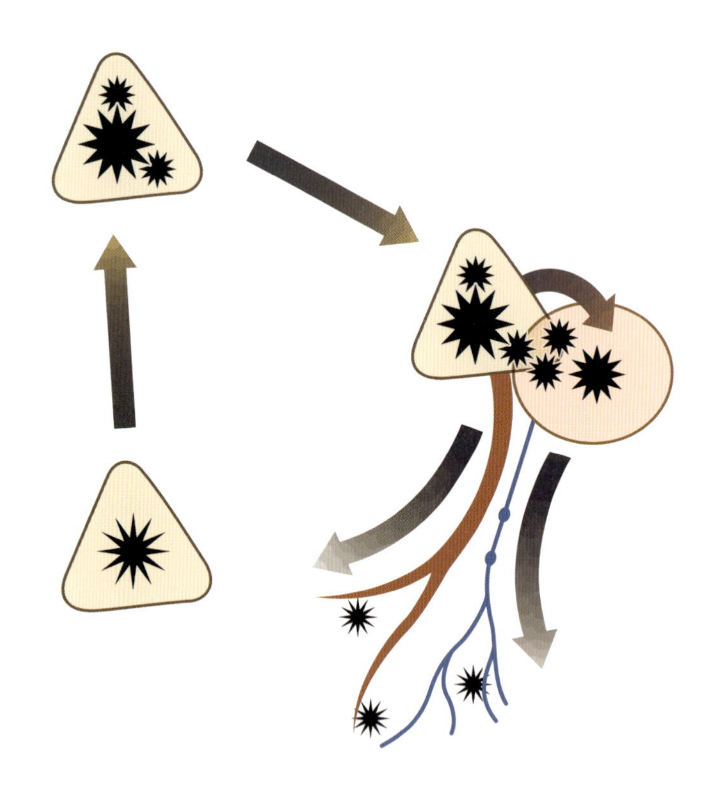

このイラストは、子宮がんの患者さんに向けて、がんが進行する過程を説明することを目的として描かれています。そのため、対象は主にがんに罹患している医学知識の乏しい女性を想定して、不安を煽りすぎることなく、なるべく柔らかく、かつシンプルな表現を採用しています。

三角と丸は“臓器”を表しており、本来であれば具体的な臓器を描くところを、情報が多くなりすぎて伝えたい情報が埋もれてしまう可能性を考え、あえて具体性を捨てた（記号的な）表現を用いています。

三角 、丸の中にある黒いイガグリのような図形は、がん細胞を表しています。核異型や低分化性などの特徴を描くのではなく、トゲのある図形で模すことで、がん細胞がその患者さんにとって有害な存在であることを表現しています。

このように情報の整理（デザイン）は、多くの情報から必要なものだけを的確に拾い上げるだけではなく、相手の属性や感情をも想定しながら行うのが望ましいのです。

## フレームワーク化への取り組み

このように書き出すと、検討事項が多くて面倒！ と感じる方もいるかもしれませんが、自身で上記の情報を整理してイラストを描く場合にせよ、イラストを第三者へお願いする場合にせよ、特に第三者へお願いする際には、上記のような点を依頼者—作成者間で十分に共有しない限り“良い”イラストには近づけないでしょう。伝達が不十分であるために誤った知識＝“質”が“形”になってしまい、本来の目的を達成するためのイラストが完成しないという事態も考えられるのです。

前記の検討事項をまとめることがより“良い”イラストへと繋がると考えているのは、本書だけではありません。例えば、こうした依頼者—作成者間での伝達摩擦を軽減するため、ベルギーのコミュニケーション研究者 Luc Pauwels (1940-) 氏は、医学を含む科学情報をイラスト化する際に必要な重要事項をまとめたフレームワークを 2006 年に提示しています。依頼者—作成者間のディスコミュニケーション軽減のために作成されたものですが、イラストを作成する際にも同じく応用可能であるため、本書では、そのフレームワークを参考に、初めてイラスト作成に挑戦する人にも活用しやすいように Flow 1〜3 からなる「簡易版」を作成し、本 Point 3 の最後に提示します。次ページをご覧ください。

どのようなことを考え、どのような点に注意すれば良いのか。まだイラストを描くのは敷居が高いなと思っている方は、まずはフレームワークを使用して、“思考”することから始めていただくのが近道です。

[1] Pauwels L., A Theoretical Framework for Assessing Visual Representational Practices in Knowledge Buildng and Science Communications. In: Pauwels L, editor. Visual Culture of Science: Rethinking Representational Practices in Knowledge Building and Science Communications, Hanover, New Hampshire: University Press of New England; 2005. pp 1-25.

# Flow 1
## 伝えたい情報の“属性”を明らかにする

伝えたい情報がどのようなものなのかを最初に確認する項目です。以下の当てはまる数字を確認し、具体的にどの様な情報なのかを確認してみましょう。

### 【1】対象物（Referent）の属性

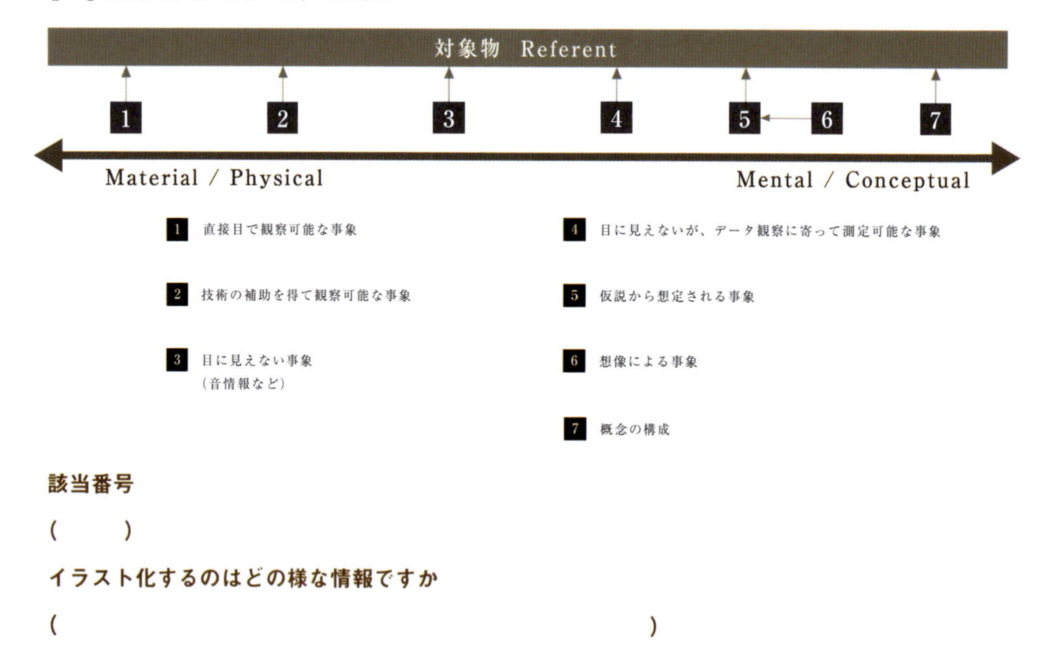


**該当番号**

（　　）

**イラスト化するのはどの様な情報ですか**

（　　　　　　　　　　　　　　　　　　　　　　　　）

# Flow 2
## 目的、使用状況、相手を確認する

対象物の属性が決まったら、次に目的、使用状況、伝達相手を整理していきます。それぞれどのように相互に関係するのかを、矢印で示しているので、確認しながらチェックしてみましょう。

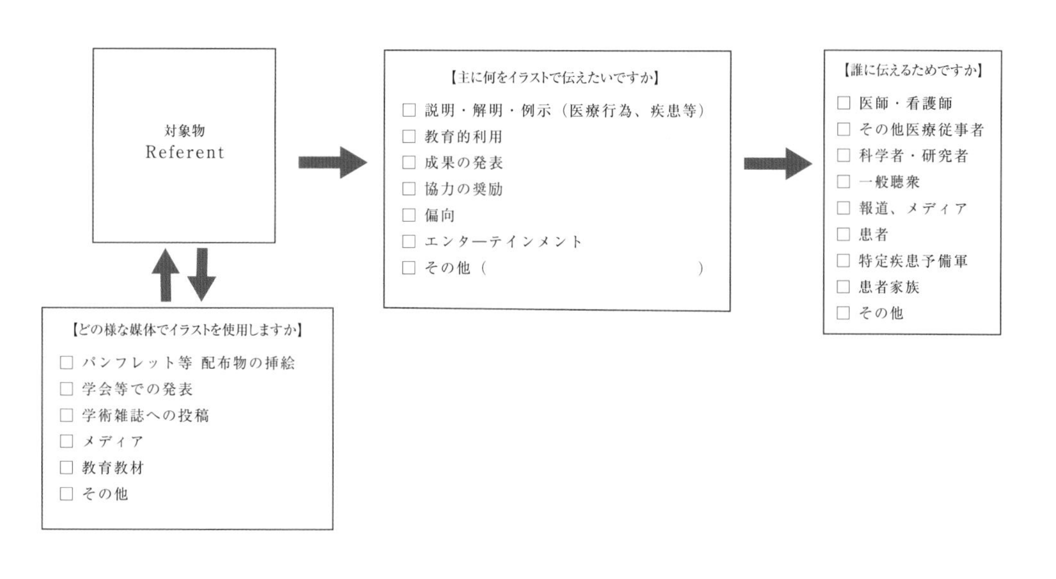


# Flow 3
## どのようなイラストにしていくのかを宣言する

ここでは、どのようなイラストにするのか、描写量（情報量）を整理します。以下の４つの描写量から選択し、複合的に用いる場合は、情報のどの箇所に、どの描写量が該当するのかを、明記してみましょう。

- **模式的（情報量少）**
- **特徴的**
- **写実的（情報量多）**
- **複合的（様々な情報量を混ぜた表現）**

└→（ ）

（コピーしてご活用ください）

# Flow 1

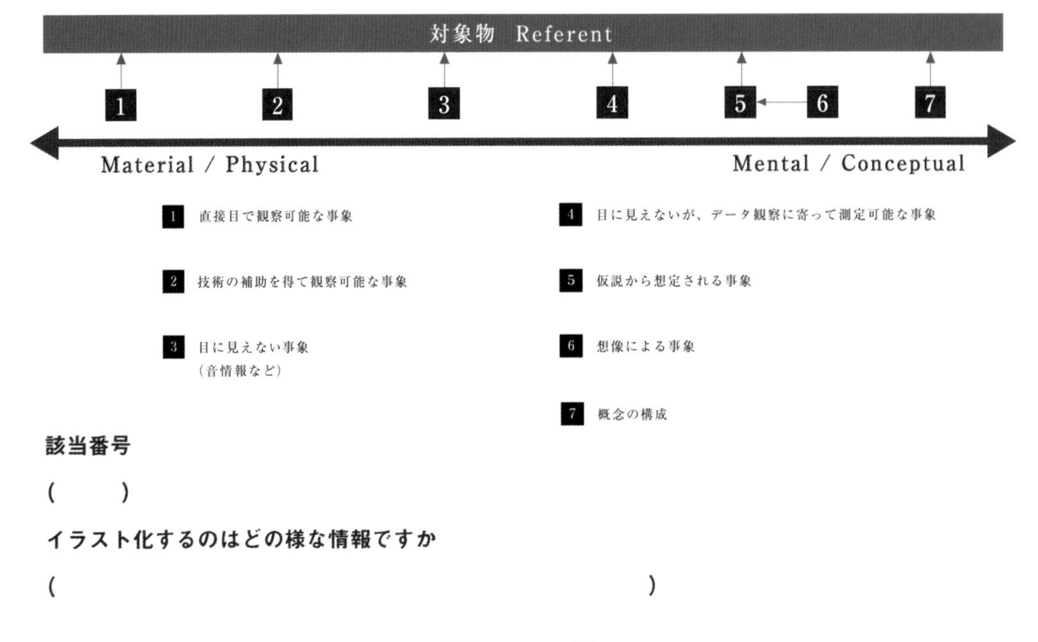


**該当番号**

（　　）

**イラスト化するのはどの様な情報ですか**

（　　　　　　　　　　　　　　　　　　　）

# Flow 2

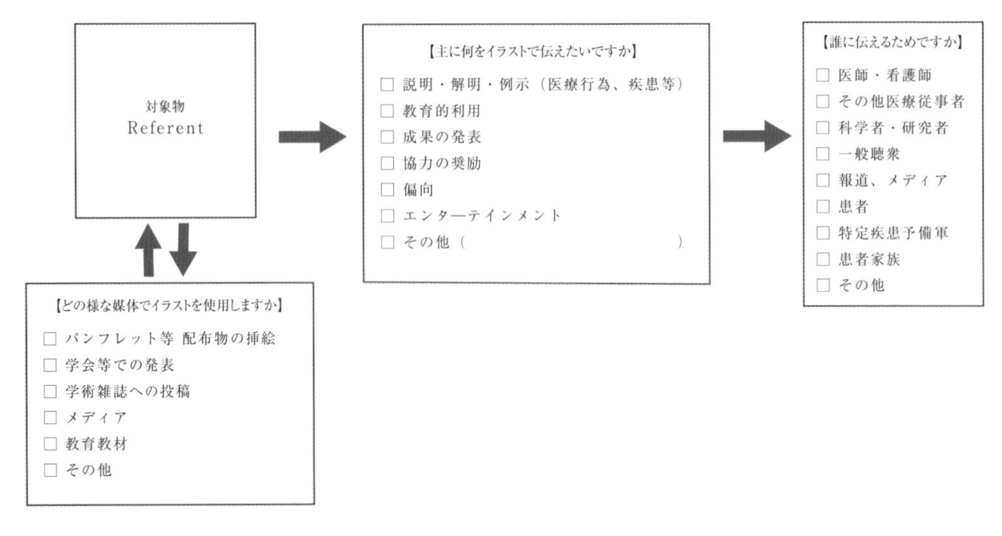


# Flow 3

- **模式的（情報量少）**
- **特徴的**
- **写実的（情報量多）**
- **複合的（様々な情報量を混ぜた表現）**

└→（　　　　　　　　　　　　　　　　　　　）

## Part2 Case1

# 人体とその姿勢

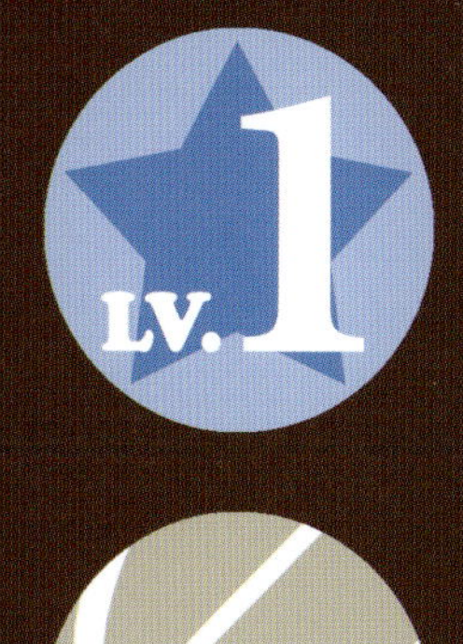

### 対象のアウトラインをバランスよく捉える

ここからは、Part 1で解説したイラストの“質”をもとに、“形”を表現するTipsをとりあげていきます。特にPart 2では、医学知識の乏しい患者さんに情報を伝える際にちょうどよい、シンプルな表現を中心に扱います。Case 1では身体図を題材に、円形、四角形など幾何形体を用いたアウトラインの捉え方を紹介します。

Point

# イラストレーションのポイント

- ここでは人体解剖学の知識が“質”に当たります。
- 身体を描くときの簡略化された幾何形体が“形”に該当します。
- “形”は、円形や四角形などの幾何形体から徐々に滑らかで有機的な線にしていくと、バランスの良いイラストが作成できます。
- “形”はそのまま身体の輪郭となります。輪郭をしっかり取ることで、その後の色彩や模様がより映えます。

**⇒幾何形体の描き方は Part 4 Appendix 1 へ**
**⇒出来上がった“形（器）”に“色”を施す際のポイントについては Case 3 へ**

まずは、患者さんに情報を伝えることを想定し、おそらく読者の皆さんが最も描く機会の多いと思われる、身体図を題材に始めていきます。

では、さっそく紙と鉛筆を用意しましょう……と言いたいところなのですが、Part 1で説明した通りイラストを描く前には“質”の検討が必要です。ここでの“質”は人体解剖学の知識に基づきます。描いている途中でおかしいな、変だなと思った際は、知識に立ち戻ることで、“形”を適切な状態へ修正可能です。

医療従事者の方にとって人体解剖学は基本的な知識と思いますが、身体図を描くにあたり何が“質”に当たるのか、次ページから確認しておきます。

## 基本的な解剖学的知識

解剖学は、生物の形態と構造を学ぶ分野であり、正確にヒトを描くためには人体解剖学が必修です。ここでは、解剖学の総論を簡単に示していきます。

### 1. 解剖学的正位

解剖学において、身体の位置や方向を表す時には、解剖学的正位が基本となります。解剖学的正位とは、図のように地面の上に直立し、顔は正面を向き、両手は下に垂らして手のひらを前に向け、両足を伸ばして爪先を前に向ける姿勢のことを指します。

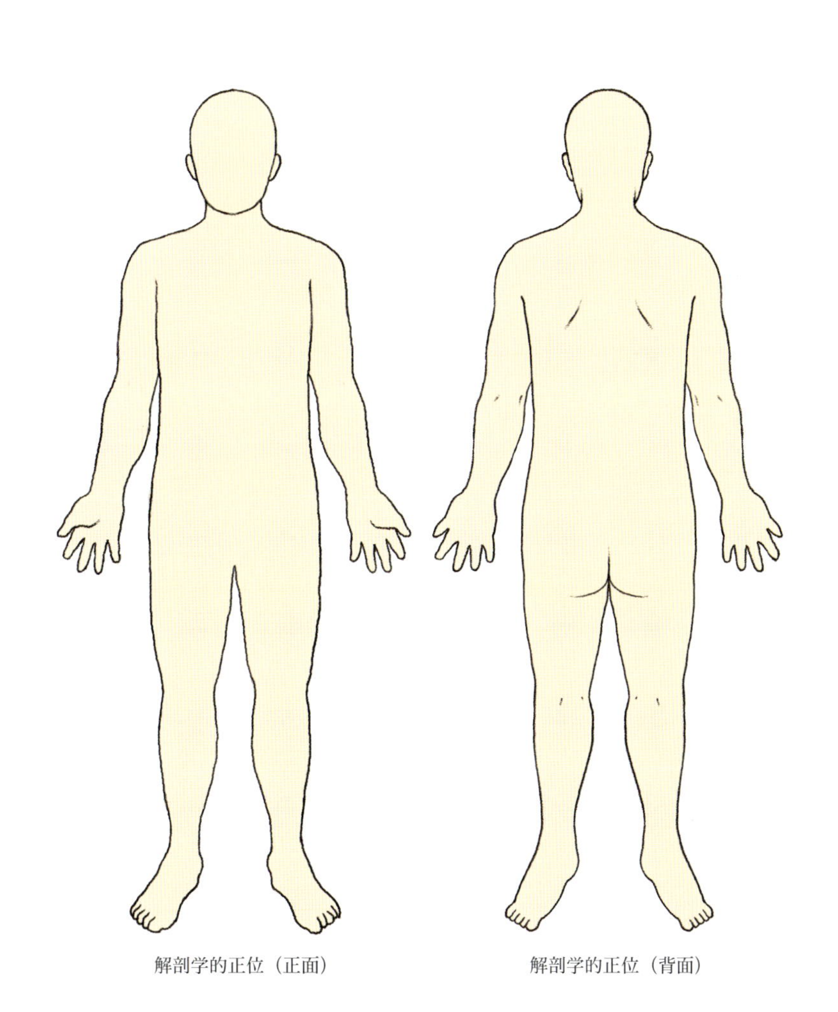

解剖学的正位（正面）　　解剖学的正位（背面）

## 2. 身体の面

人体の内部構造を示すためには様々な断面が用いられます。基本的な面と、その名称は下記の通りです。

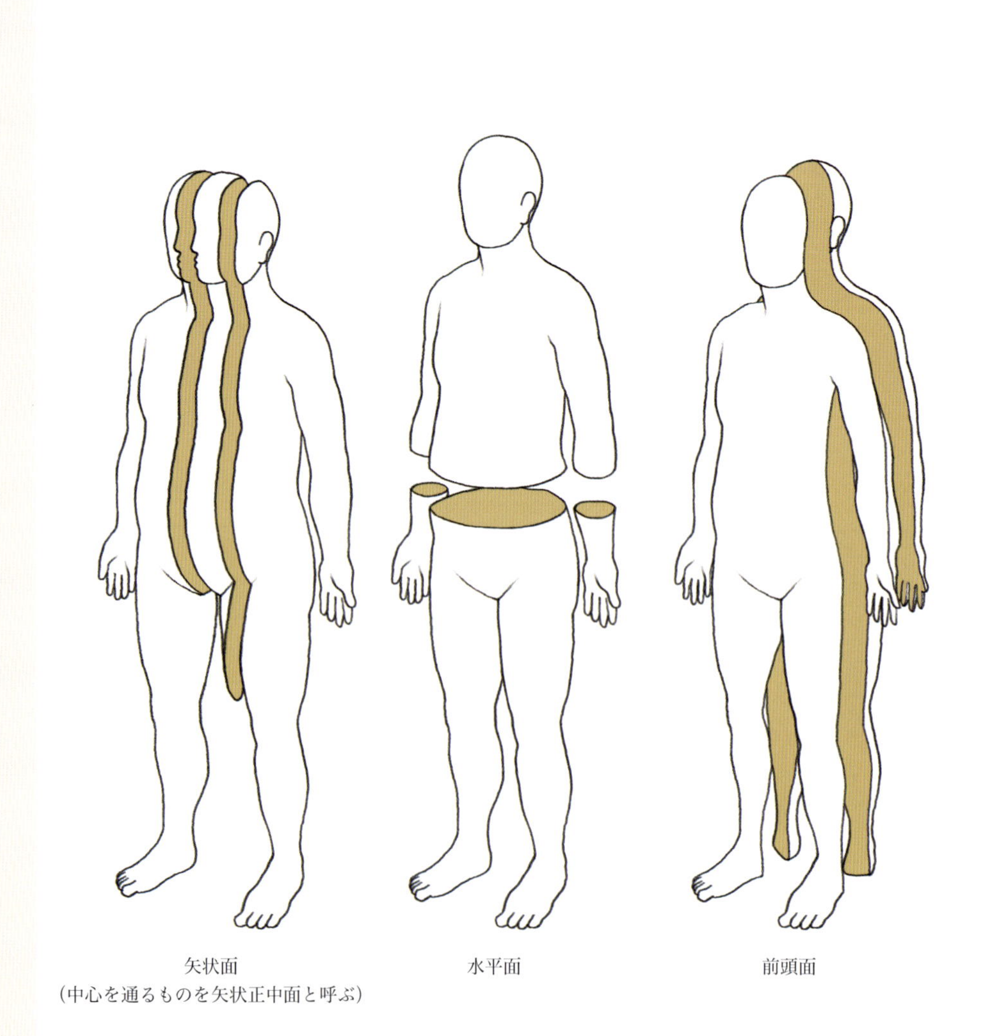

矢状面
(中心を通るものを矢状正中面と呼ぶ)

水平面

前頭面

## 3. 身体の相対的な位置関係を示す用語

位置や方向を示す用語は、身体の面を基準にして表示します。

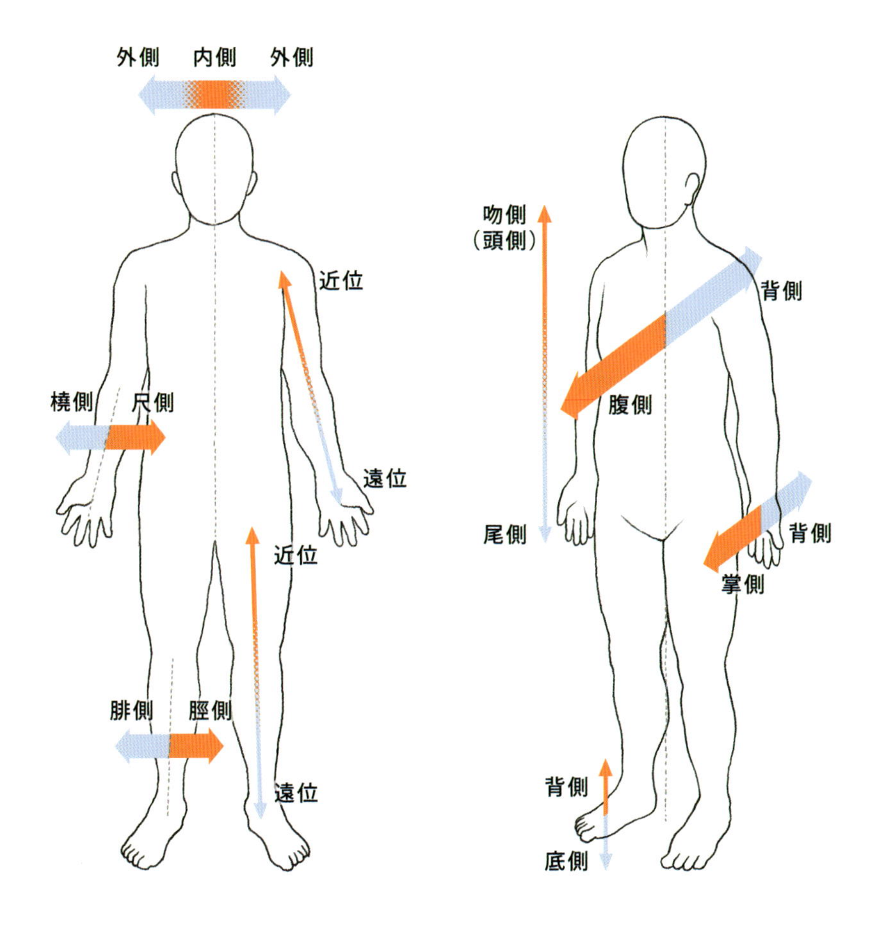

## 4. 人体の区分

人体は大きく、頭頸部、体幹、四肢に分けられます。頭頸部は頭・顔・頸、体幹は胸・腹・背、四肢は上肢・下肢に分けられ、さらに下図の通り細分化されます。

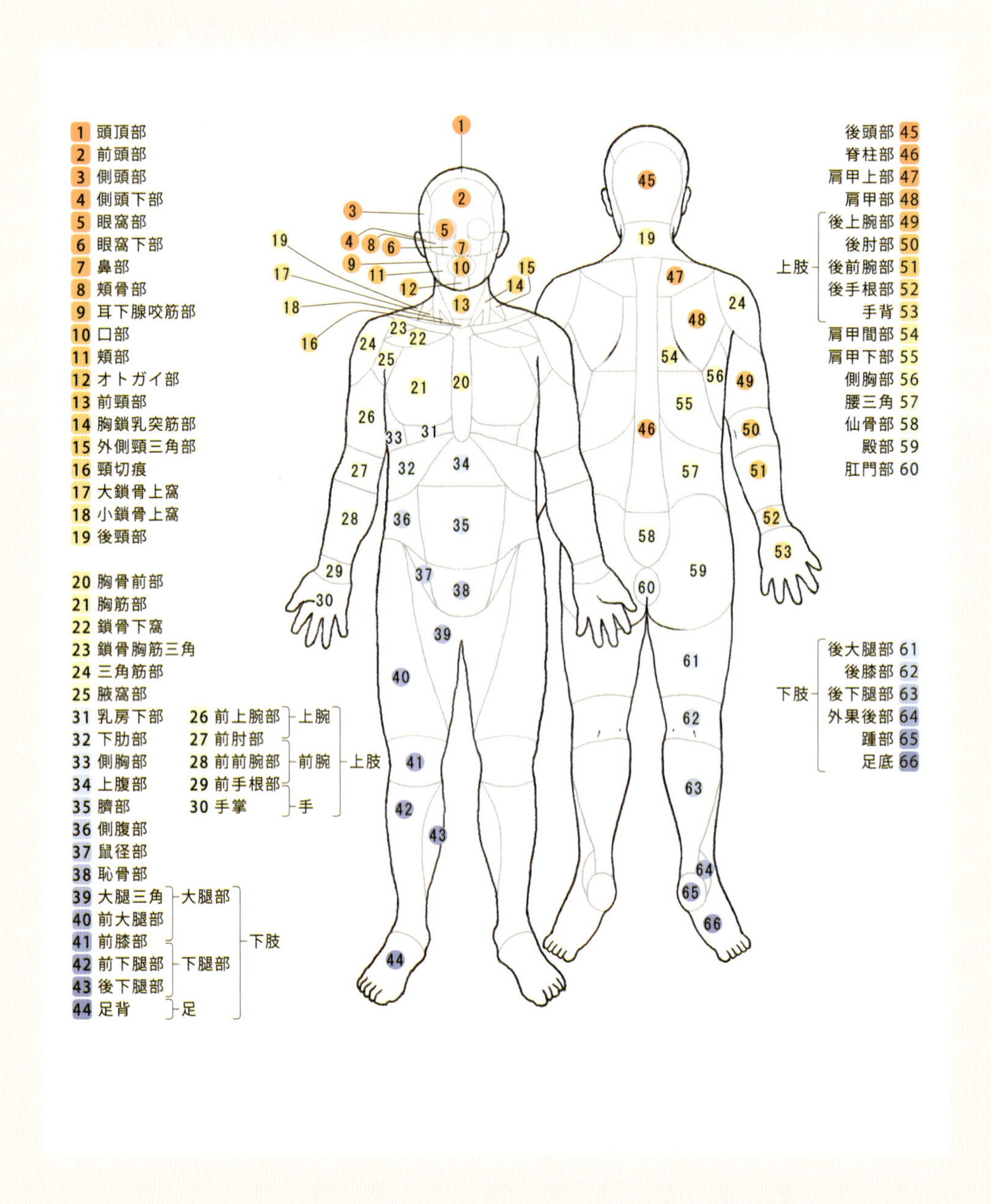


これらの知識のうち何を採用して、何を省くのか、事前の検討が大切です。知識を十分に理解したうえで、必要に応じた簡略化は有効ですが、理由のない（不適切な）省略は誤った情報を伝達する原因になります。

# 鉛筆の使い方

“質”の検討が済んだら、いよいよ身体の“形”を捉えていきます。まずはそのための道具である鉛筆の簡単な使い方について説明します。使い途が理解できたら、鉛筆だけではなくご自身の好みや書きやすさで道具を選ぶことをお勧めします。

## 鉛筆で線と面を描き分ける

当たり前のことすぎてあまり意識しないと思いますが、鉛筆は“線”と“面”が描ける便利な描画道具です。

鉛筆で線を引く際には、強弱がダイレクトに線の濃さとして現れます。まずアウトラインを捉える際に、最初から正しくきれいな線を引くのは難しいため、弱い力で鉛筆を紙に押し当てて、薄い線で描きたい線を探していくのがよいでしょう。紙に跡が残らずきれいに消せるのが、鉛筆を使用する際のメリットです。

線を描くときは鉛筆を立てて持ちますが、面を描く際は鉛筆を横に寝かせて、大きなストロークで動かしながら黒の色面を作ります。もちろん立てても面は描けますが、紙が痛んでしまったり、色のムラができてしまったりするので、寝かせることをお勧めします（またその方が、紙に鉛筆が当たる面積が大きくなるため素早く作業できます）。

Case 1では、線を使用しアウトラインを捉えていきます。面を使ったTipsはCase 2にて扱います。

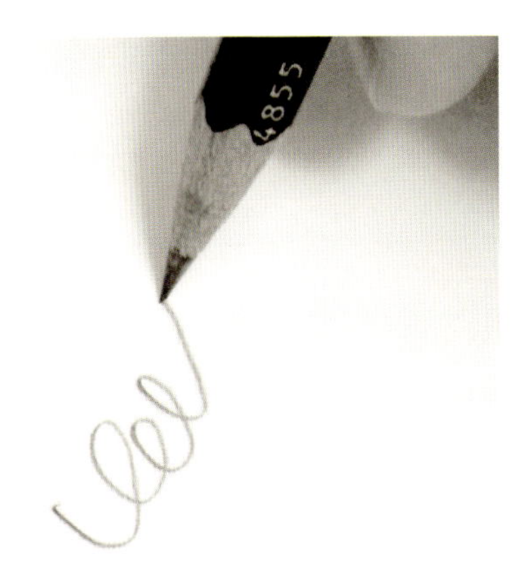

鉛筆を立てて使用し線を描く

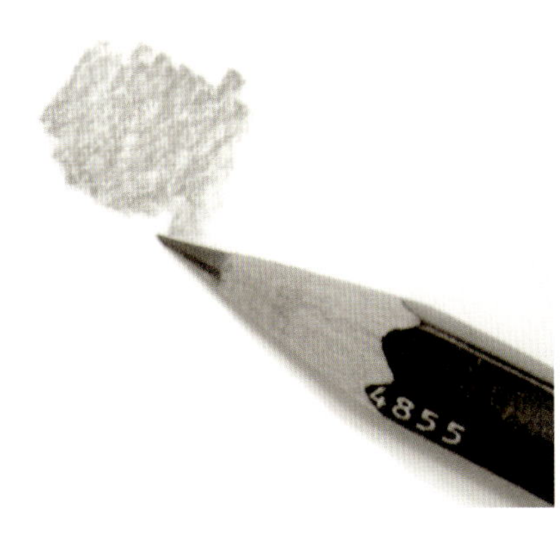

鉛筆を寝かせて使用し面を描く

## アウトラインの捉え方

いよいよアウトラインを捉える作業へと入っていきます。

下のリンゴのように鉛筆で薄く描いた線をガイド（“あたり”と呼びます）にしながら、これという線を見つけ、濃い線でなぞっていきます。この線を美術ではアウトラインと呼び、絵の“形”を成すもの、いわゆる“器”だと考えてください。

これだ！ というアウトラインがとれたら、あたりにした他の線は、まぎらわしくなってしまうため、綺麗に消すことをお勧めします。消しゴムで消す際には、角など先の尖がった部分で消すとアウトラインを消さずに周りを綺麗に消せます。練り消しゴムを使えば、自在に消しゴムの形を整えることができるので、細かい線も消しやすくお勧めです。また、アウトラインとなる線が決まったら、ペンなどの消えないツールでしっかりとなぞるのも良いかもしれません（しかし修正がきかないので注意が必要です）。

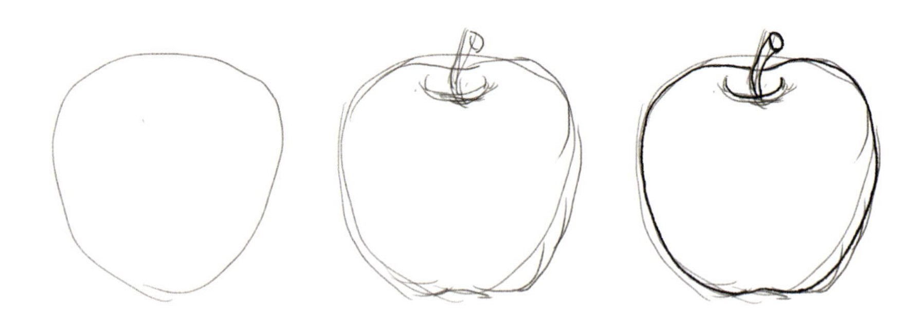

薄い線をいくつも重ね、適切な線をアウトラインとして濃くなぞる。なぞった線は、“形（器）”の基本となります。

ヒトの身体のアウトラインを捉えるのはリンゴとはわけが違うのでは、と感じる読者の方もいらっしゃるかもしれません。

もう一度リンゴのアウトラインを捉える図を見てください。一番はじめ、左側に描かれているのは、リンゴそのものではなく“円形”です。これはリンゴに限らず、すべての“形”に有効な方法であり、**描く対象を基本的な図形（幾何形体）に置き換えることで、複雑なアウトラインを失敗することなく、正確に捉えることができる**のです（石や木など、彫刻作品を作る際にもこのような考え方を用います）。

Point

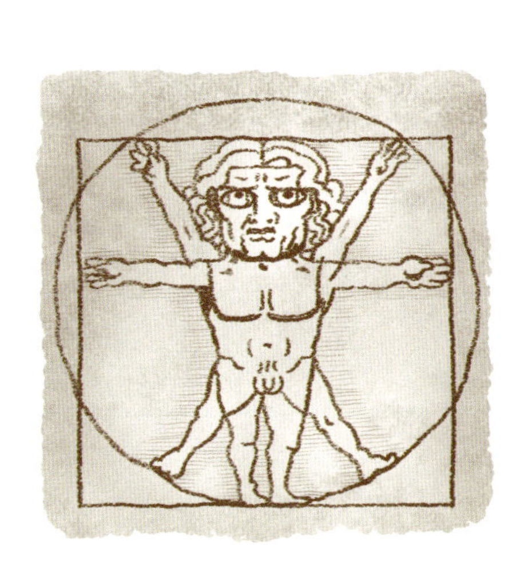
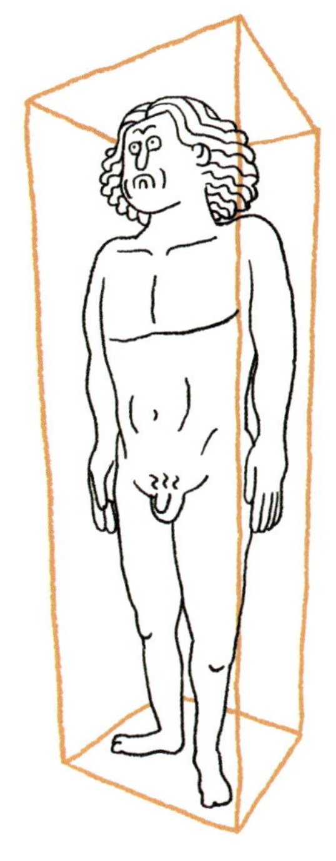
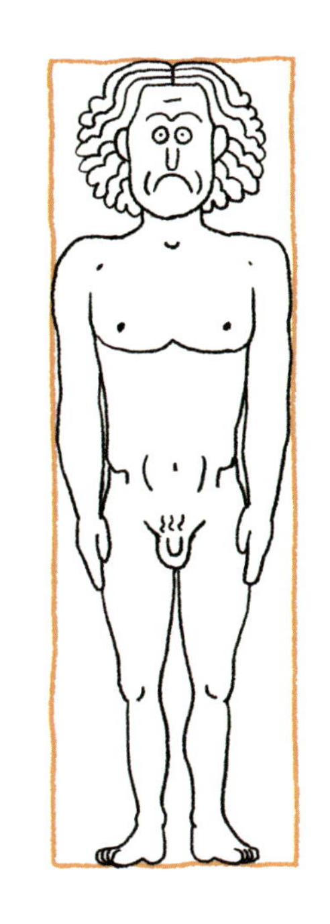

身体図の場合、正面図であれば四角形（左図）、斜め等からの図であれば四角柱（右図）を意識すると、身体全体のバランスを大まかに想定することができます。

これで身体のアウトラインを捉える準備はできました！ ……と言いたいところですが、四角や円型ひとつだけではガイドには不十分です。さらに身体の区分に沿って幾何形体を当てはめていきます。

## 1. 頭部の大きさ（全頭高と頭幅）を決める

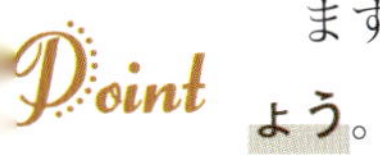

まずは、**身体の基準となる頭部を、全頭高と頭幅を意識しながら定めていきましょう**。

産業技術総合研究所デジタルヒューマン工学研究センターの「日本人頭部寸法データベース 2001」によると、成人男性 56 名（年齢平均：26.1, ±SD：4.2, 平均身長：1699.1mm, ±SD：58.6)、成人女性 61 名（平均年齢：25.8, ±SD：4.6, 平均身長：1584.9mm, ±SD：51.1）を対象に計測を行ったところ、男性の全頭高の平均は、231.9mm(±SD：8.4)、女性の平均は、218.0mm(±SD：8.8)、頭幅の平均は男性 160.8mm(±SD：5.8)、女性で 153.3mm(±SD：4.8) という結果が得られたそうです。

[1] https://www.dh.aist.go.jp/database/head/

これを元にして身長に対する頭部の割合（頭身）を導き出すと、平均的な日本人男女ともに7頭身程度という計算になります。また、全頭高の長さに対する頭幅の比率は、男性は3：2、女性は4：3となります。

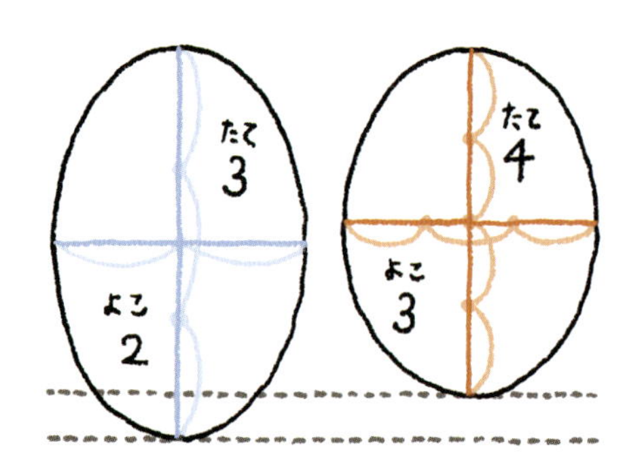


ここまでの情報で、先ほどの全身を捉えた四角形は、円形で7等分することができます。身体図を適切なバランスで描く際のガイドになります。

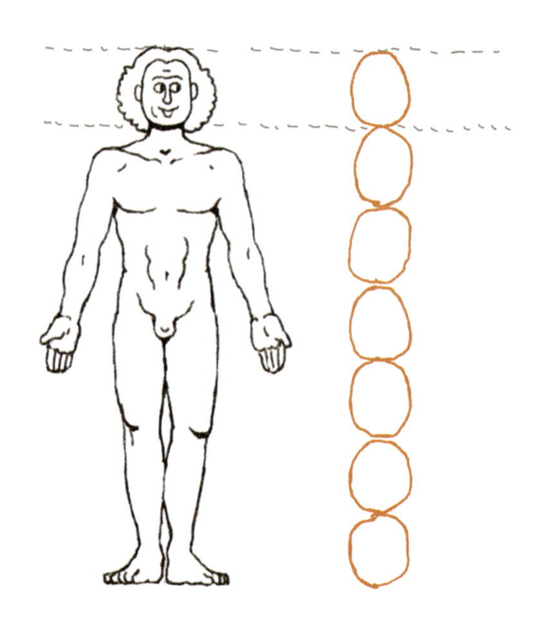

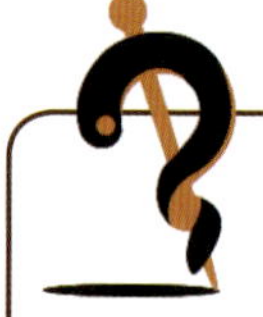

円形の比率は、男女の骨格の違い（男性の方が女性に比べ顎の骨が発達するため、気持ち女性よりも長めに形をとる）と覚えておくと、数字を覚えなくてもアウトラインに反映することができます。

## 2. 頸部、体幹、四肢を捉える

頭部に続き、ほかの区分も同じく幾何形体で捉えてみましょう。残りは頸部、体幹、四肢（上腕・前腕・手、大腿・下腿・足）ですが、これらもそれぞれ四角形を用いて、アウトラインの大まかなあたりをつけていくことが理想的です。体幹などは、矢状正中面を意識すると、左右の肩幅をイラスト上で揃えることができます。

Point

しかし**実際にやってみると、四角形だけでは捉えにくい部位があることがわかります。そこで、曲線を描く部分、とりわけ肩、肘、膝などの関節部には、円形を用います**。

また、手や足のようなより複雑な輪郭の捉え方についてはCase 5で取り上げますので、そちらも参照してください。



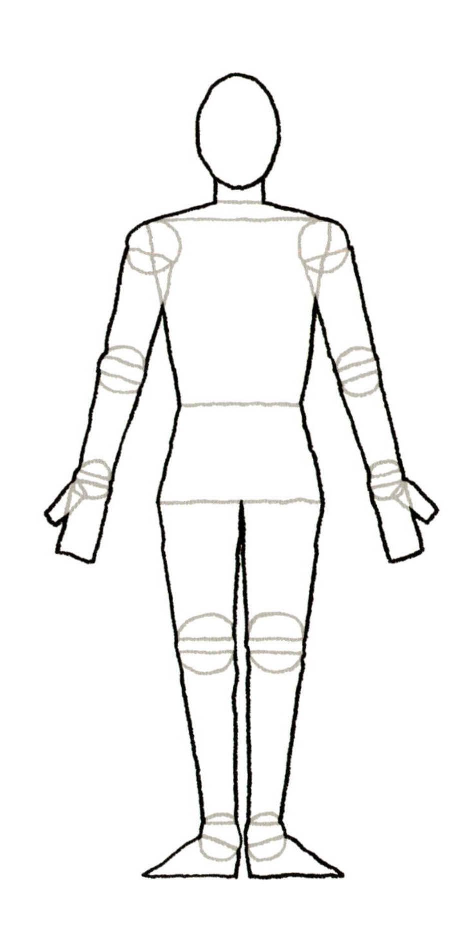

基本的な図形による身体の捉え方の例

## 3. 線を滑らかにする

円形、四角形（ひし形も含む）、三角形など、基本的な図形を使って身体全体を捉えることができましたが、これはあたりの状態であり完成形ではありません。このままではロボットのような印象です。ここからは身体がもつ有機的な曲線を出すために、理想的な線を描き足し、さらに細かくアウトラインを捉える作業を行っていきます。まずは、アウトラインの候補となる外側の線以外の線を、消しゴムで消してみましょう。不要な線を消すだけでも随分と身体らしくなってきます。

次に、角張っているところを曲線を用いて滑らかに繋いでみましょう。特に**区分と区分の境目や、円形を使って捉えた箇所などに注意して、線のつながりが身体全体を通して自然になるようにアウトラインを整えます**。

Point

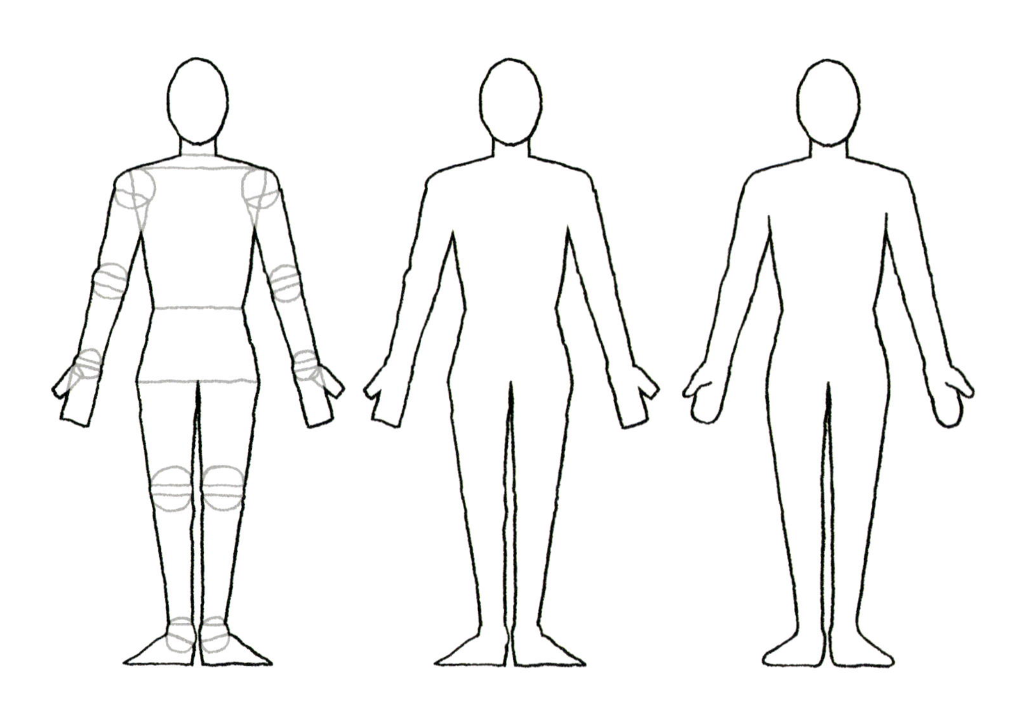

アウトラインを整え滑らかにする

身体のアウトラインがはっきりと捉えられているのがわかるようになります。この状態で“形”は出来上がりです。シンプルに思われるかもしれませんが、どんなに高度なイラストもすべてはこのアウトラインが元になっています。後のCaseで解説しますが、アウトラインの捉え方に変化をつけたり、“形（器）”の中に色彩や模様などの“色”を入れていけば、さらに本格的なイラストを完成させることができます。

もちろん、現段階のイラストを用いて診療場面で使用したり、または簡単なfigureとして論文に掲載することも可能でしょう。身体のアウトラインの元にある解剖学的な知識（“質”）を意識しながら、適切なイラストの作成に取り組んでください。

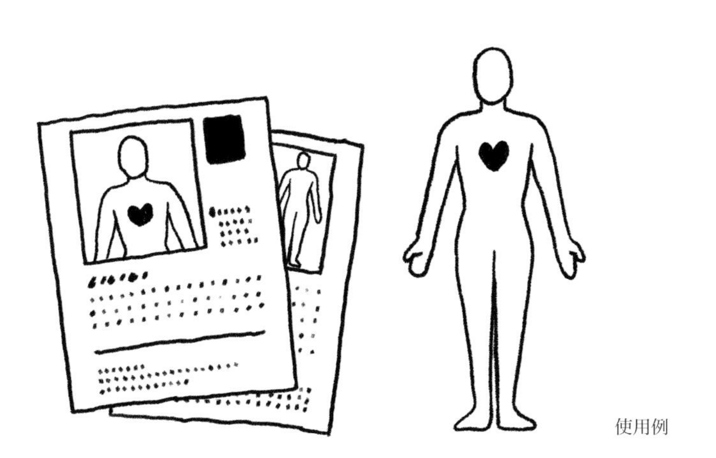

使用例

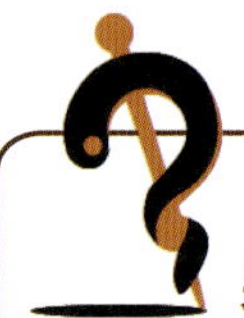

## 男女の違いや、年齢による捉え方の違いはあるの？

男女や年齢によっても、身体のアウトラインは異なります。先の「日本人頭部寸法データベース2001」を参照すると、高齢男性・女性（ともに65歳以上）では、成人の男女よりも背が低く、全頭高も男女ともに成人の場合よりも数ミリ小さいという計測データが示されています。

これを元に考えると、頭部（円形）の大きさは成人とほぼ同じで、身長を低めにして描く（円形を重なり気味に描く）ことで、高齢者らしい形を捉えることができると言えます。ヒトは加齢に伴い、脊柱の椎間板が少しずつすり減るため、年齢を重ねると共に身長も少しずつ縮んでいく傾向があるため、その点を考慮してイラストを作成すると良いでしょう。

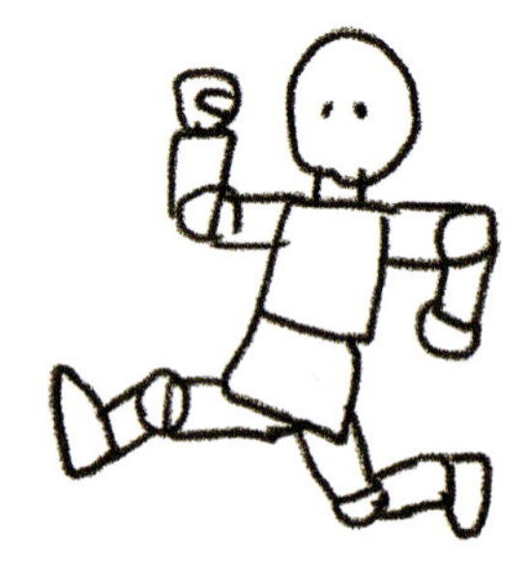

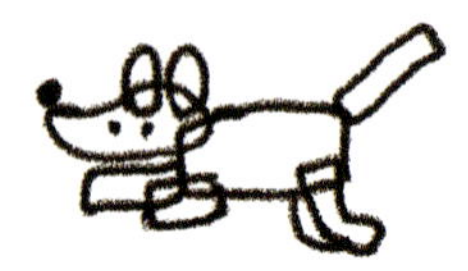

### チュートリアル

提示した身体像を題材に、四角形などの幾何形体を使いながら、身体の“形”を捉え、アウトラインを作成してみましょう。はじめは大きな四角形から始めてみましょう。

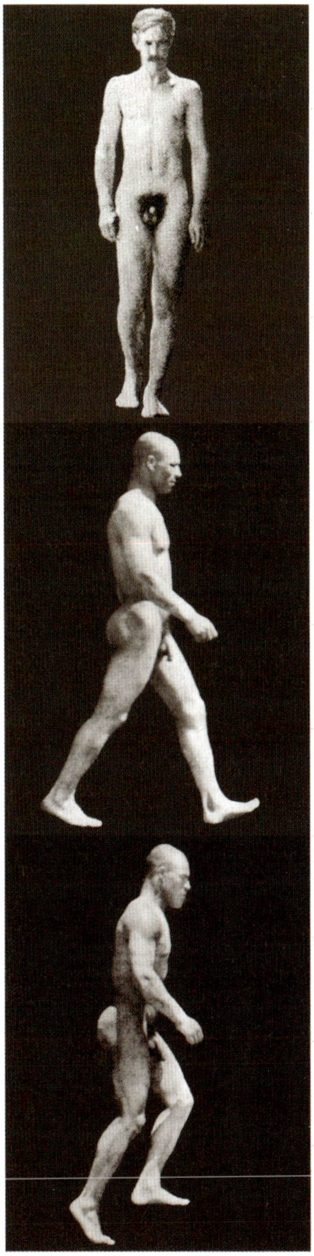

Case1 Pictogram

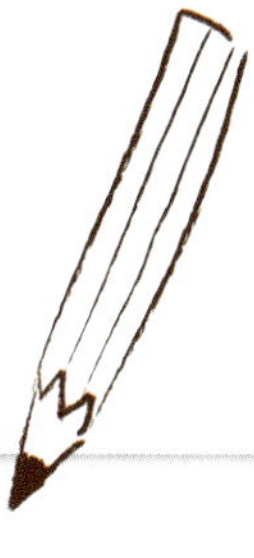

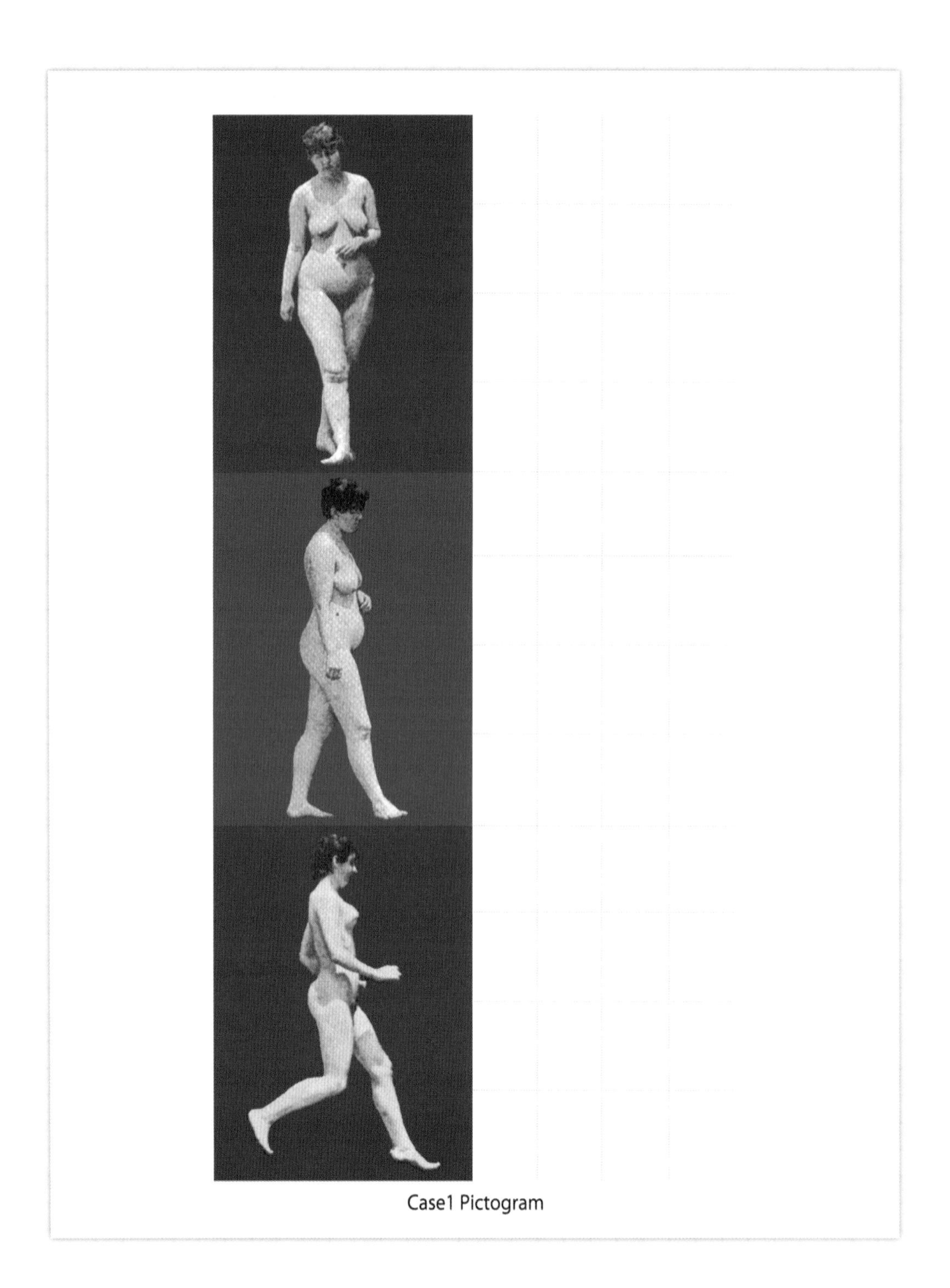
Case1 Pictogram

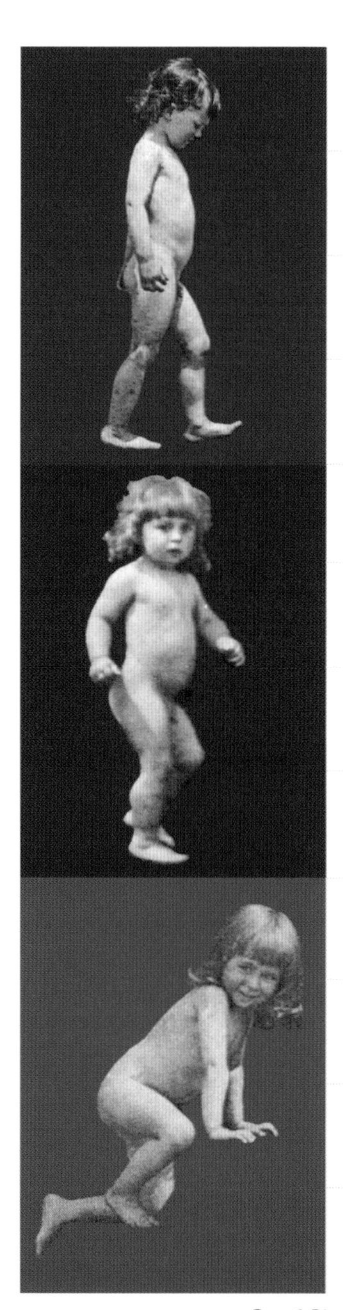

Case1 Pictogram

# Part2 Case2

# 骨

## 凸凹を捉える

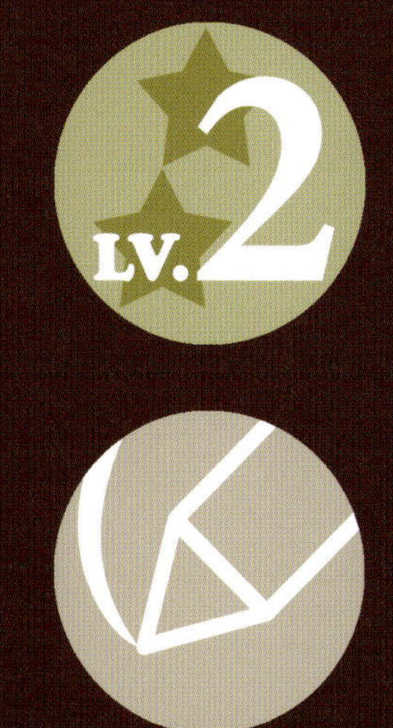


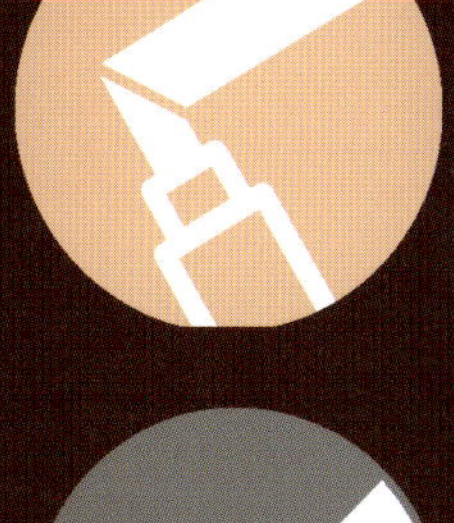

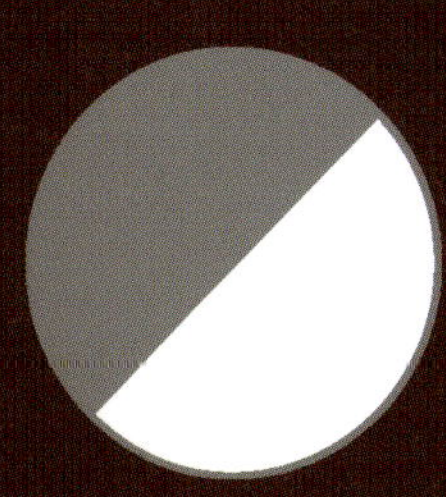

Part 1では身体図を題材に“線”を使ってアウトラインを捉えるTipsを解説しましたが、どうも“形”がうまく本物に近づかないと感じた方も多かったのではないでしょうか。“形(器)”をより正確に捉えるためには“線”だけでなく“面”を活用し、“形（器）”の中の影を表現していくことが重要になるのです。いま目の前に見えているものは、すべて光が当たり、影が落ちているはずです。その対象が落とす影を捉えることで、ただの輪郭線にすぎなかったアウトラインが、実際にそこにあるかのような、存在感を示すイラストへと変化していきます。
Case 2では骨格を題材に、影を捉えるためのTipsを紹介していきます。

Point

## イラストレーションのポイント

- 線で捉えたアウトラインの状態から、対象に近づけるため“面”で影を捉え、“形”に詳細な情報を付加していきます。
- 影を捉えるときは、光の位置を意識しながら行うことがポイントです。

**⇒出来上がった“形（器）”に“色”を施す際のポイントについては Case 3 へ**

Case 1では“線”を活用することで、対象となる身体のアウトラインを捉えてきましたが、何やらイラストというよりは、記号のようだなという印象をもった方も多いのではないでしょうか。まさしく、Case 1のアウトラインだけで“形”を捉えると、イラストというよりは、記号と呼ぶ方が適切かもしれません。標識に見るピクトグラムのように、記号は、誰にでもわかりやすく目につきやすいという利点があります。Part 1にて言及したように、誰にどのような情報を伝えるかを考えると、記号的な表現が適していることもあるかもしれません。

ただ、伝えたい相手や情報によっては、記号的な表現では情報が少なすぎて誤解を生む場合があります。そのため、輪郭から一歩踏み込んだ“形”を捉え、情報を付加していく技術も有効です。

その際に重要となるのが、“影”と“面”を捉える技術です。

## イラストにおける光と影とは？

目の前の対象が見えるという現象は、対象に光が当たり、影が落ちているからこそ成立します。いまさら何を当たり前すぎることを言ってるのだろう？ と思われるかもしれませんが、イラストの“形”をより本物らしく見せていくためには、この光と影の関係を考える必要があるのです。

例えば、光が強すぎると眩しくて対象を認識することができません。逆にまったく光が当たらないほど暗い場合でも、対象を認識することはできないでしょう。光の当たり方によって影の落ち方は変わり、対象に対する私たちの視覚認識も変わります。したがって、イラストも光の当て方しだいでその見え方が変化するのです。

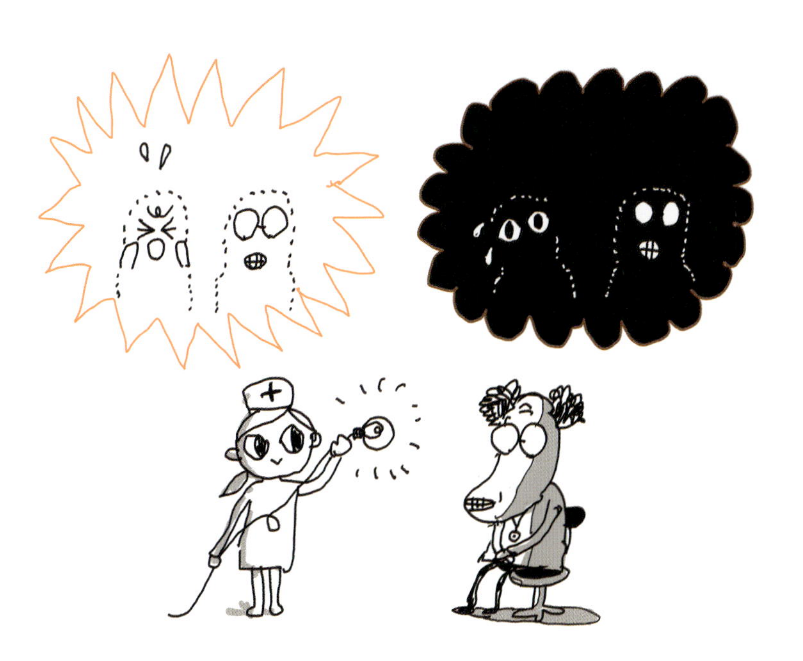

そのため、影を描くには、まずは対になっている光がどの方向から当たっているのかを想定することがポイントとなります。

下のイラストは、光の方向と影のでき方を頭蓋骨のイラストを用いて示したものです。左上の頭蓋骨は右側からの光、右上は左側からの光、中央は後からの光、いわゆる逆光という状態にあります。このように光の方向が異なれば落ちる影の方向も異なります。光を当てることで（影を捉えることで）、はじめて対象の凹凸を表現できるようになるのです。Case 2では、解剖図の描画に際しても苦手とされる方の多い“骨”を題材に、影を捉えて立体感あるイラストを作成するTipsを紹介してきます。

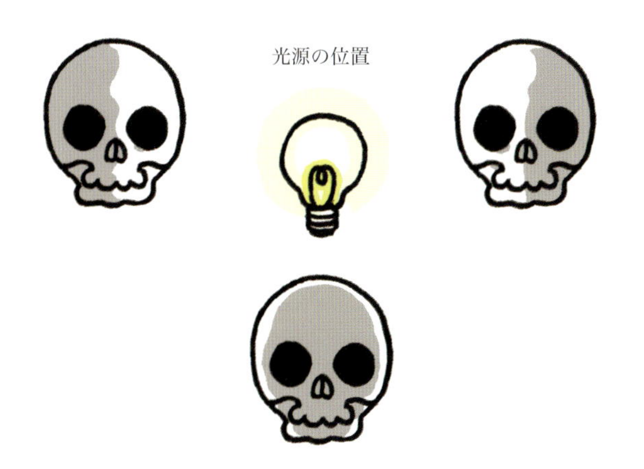


ここで一度立ち止まり、“質”となる知識について確認しておきます。

# 骨格系の解剖学的知識

## 1．骨格

ヒトには約200個の骨が存在します。多数の骨が連結し、軟骨とともに、身体の支柱をなす骨格を形成しています。骨格は、身体の枠組みであり、筋と結びつくことで、運動を営む重要な役割を果たします。以下より骨格の総論を簡単に確認していきましょう。

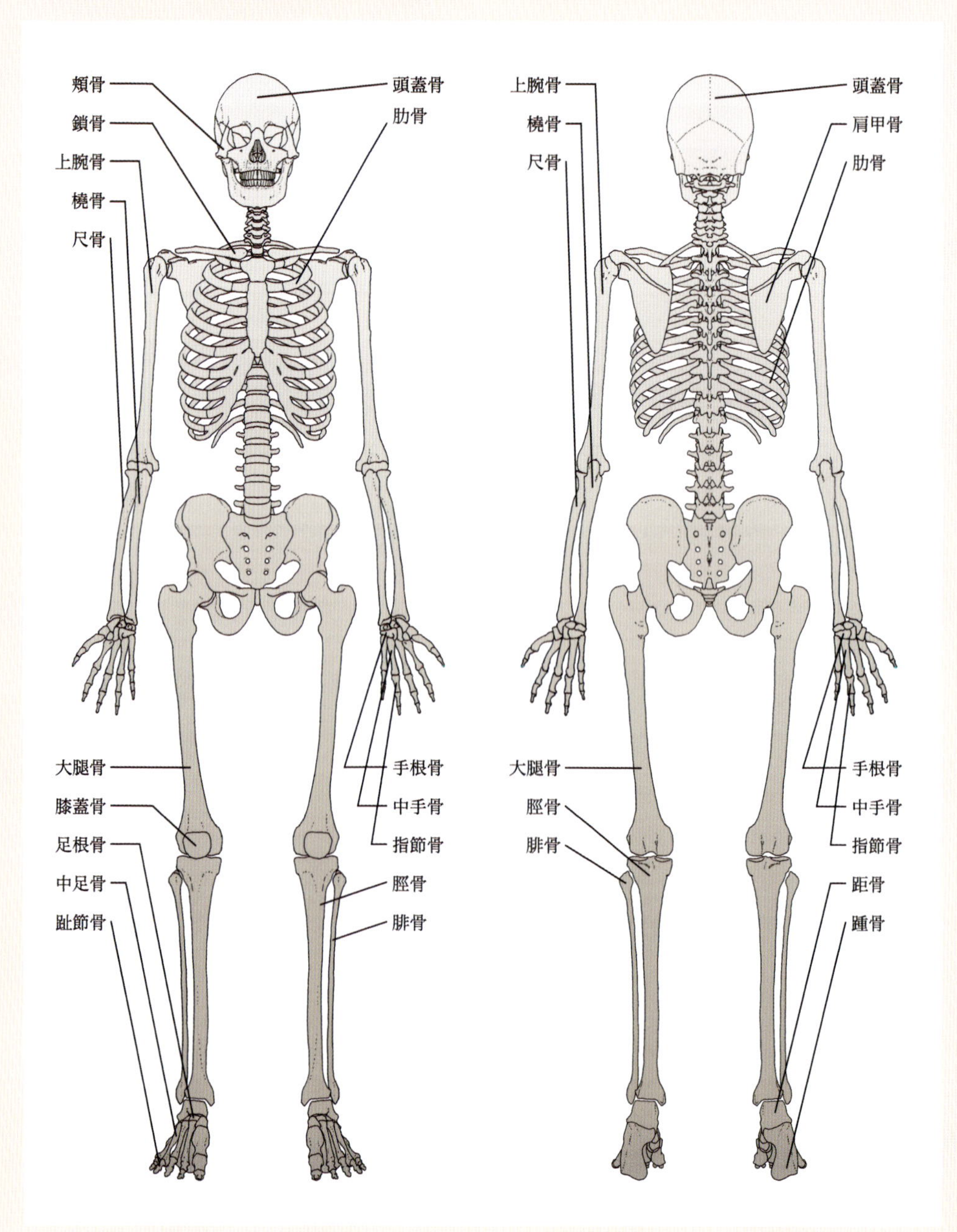

## 2. 骨の名称と分類

**〈名称〉**

i.　頭の骨：頭蓋骨

ii.　体幹の骨：脊柱（頸椎、胸椎、腰椎、仙椎、尾椎）、胸骨、肋骨

iii.　上肢の骨（上肢骨）

①上肢帯：鎖骨、肩甲骨

②自由上肢骨：上腕の骨（上腕骨）

前腕の骨（橈骨、尺骨）

手の骨（手根骨、中手骨、指骨）

iv.　下肢の骨（下肢骨）

①下肢帯：寛骨

②自由下肢骨：大腿の骨（大腿骨、膝蓋骨）

下腿の骨（脛骨、腓骨）

足の骨（足根骨、中足骨、指骨）

**〈分類〉**

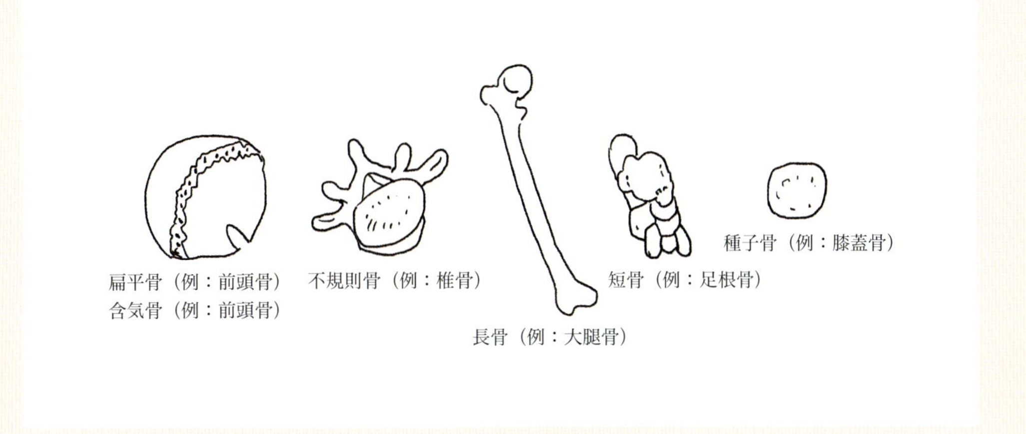


このように多様性に富む骨を見た目からだけで捉えることには自ずと限界があります。その点、骨学を修得している医療者の方は、イラストの“質”の点において大きなアドバンテージをもっていると言うことができます。

## 3. 関節：可動性が大きい骨と骨の連結

関節をつくる骨のうち、凸となる関節面が関節頭、凹となる関節面が関節窩です。

**〈関節の分類（関節頭と関節窩の形状から分類）〉**

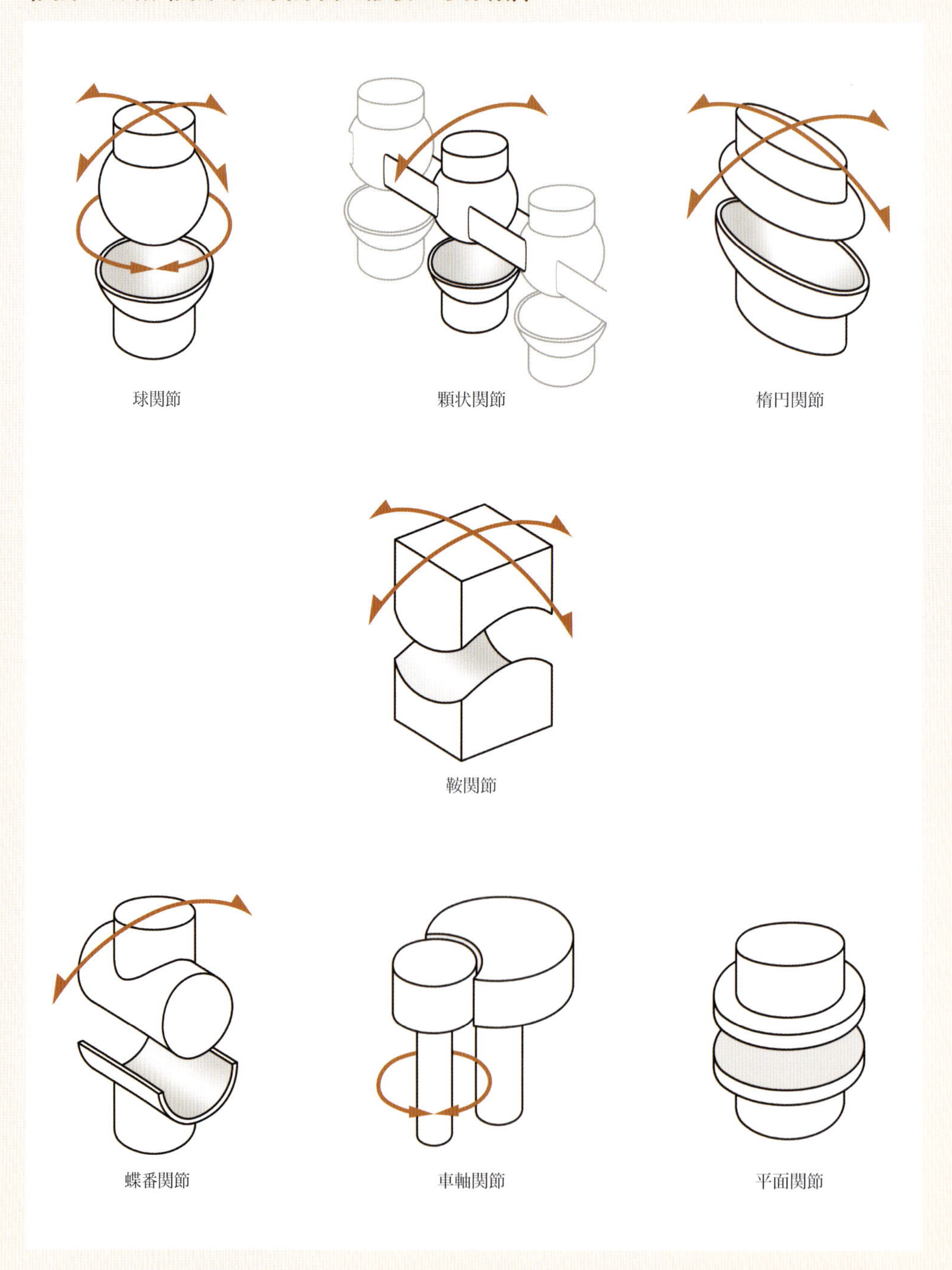


Case 1では関節を円形で捉えていましたが、このような実際の構造に応じてその他の図形も使い分けることができると、正確性という意味ではより良いイラストになります。

# 面で影を捉える

## 1. まずは骨を線で捉える

ここからは実際に手を動かして影を捉える作業に入ります。まずは Case 1 同様、骨のアウトラインをとることから始めましょう。

骨も身体と同様、その全体像が収まる最小幾何形体を想定します。下の例図では、大腿骨の写真を使用してその捉え方を示しています。Point **大腿骨のイラストが収まる最小の長方形を描いてみると、その長方形内が大腿骨を配置することによって大きく4つの区画（大腿骨の左・右・上・下）に分けられるのがわかります**（下図右）。

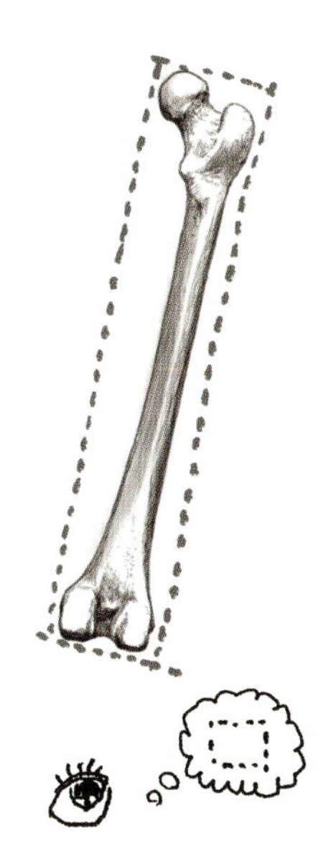

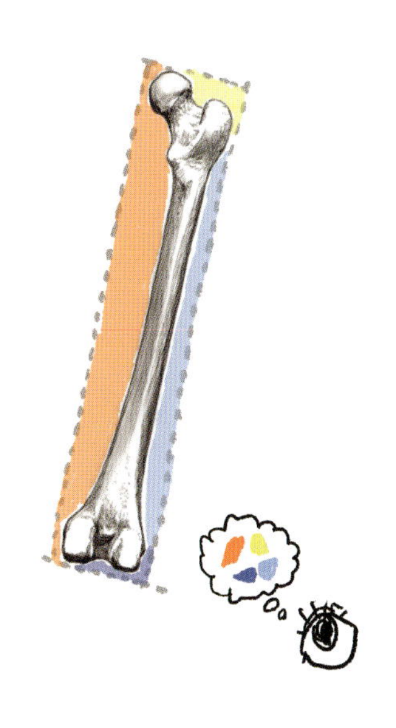

*Point* **その区画の形をヒントにして、長方形の中に大腿骨のアウトラインを大まかにとっていき、下図の左から右のように徐々に滑らかに整えていく**ことで、様々な情報が絡み合う複雑な大腿骨の形を捉えることができます。

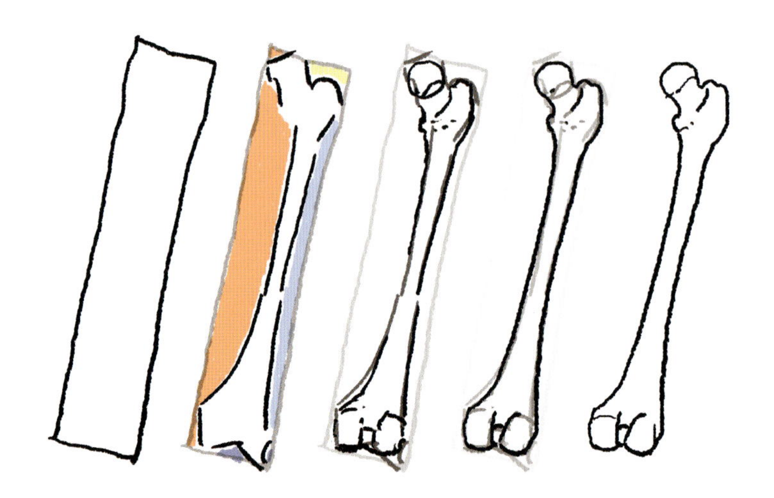

このような対象が収まる最小の幾何形体を想定してアウトラインをとる方法は、大腿骨以外でも有効な手段となるため、様々な対象でためしてみましょう。慣れないうちは、例で示したように、該当する対象の写真などを活用してみるのも良いでしょう。

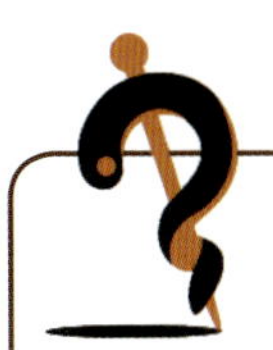

## 複雑な骨はどうやったら捉えられるの？

**〈富士山型と逆富士型〉**

胸郭や骨盤などの複雑な構造物は，局所から描き始めると全体が歪む可能性があります。そのため、富士山型や逆富士山型の幾何形体を用いることで、1つの塊として形を捉えやすくなります。

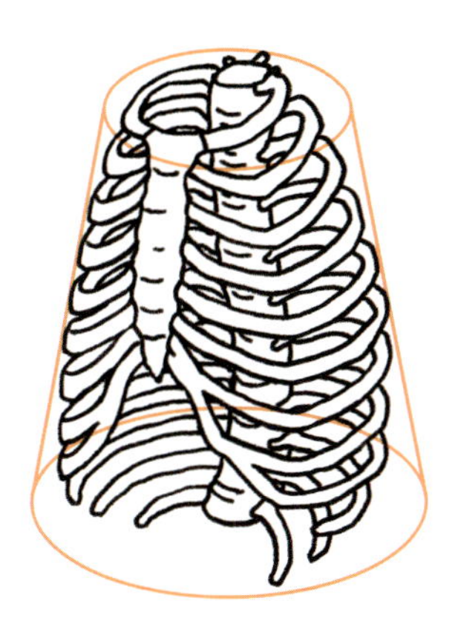

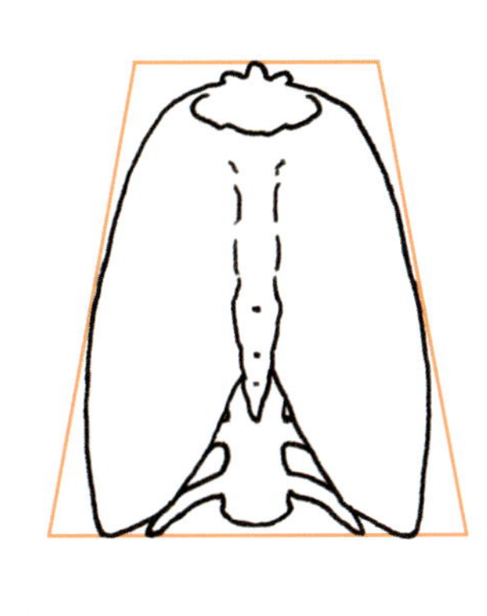

**〈男女の違い〉**

Case 1に引き続き、解剖学の知識を生かし、幾何形体を設定する時点で、性差を強調することも可能です。

骨盤の場合、女性は横幅を広く逆富士型に、男性は女性よりも縦方向に長い逆富士型を用いるとより性差が強調されます。

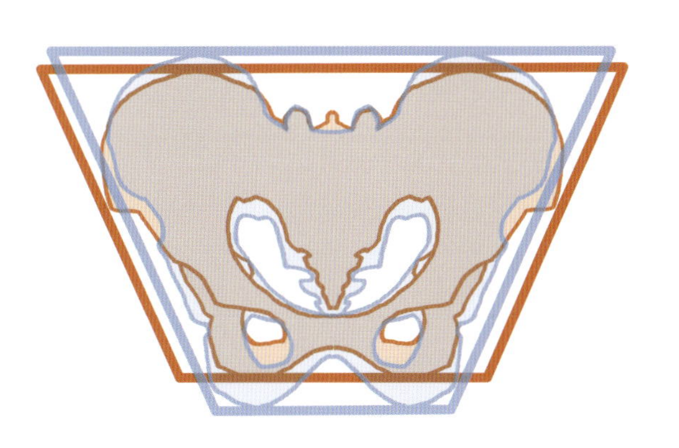

## 2. 光の方向を決める

線で骨のアウトラインを捉えたら、いよいよ影を捉えていきます。

はじめに言及した通り、まずは光の方向を決めることから始めましょう。左右対称な構造の場合、左右の光で印象が変わることはありませんが、背面側からの光、すなわち逆光を選択した場合は、左右の影を捉えた場合よりも、少し劇画のような印象を与えます。逆光の影は捉えることが難しいので、慣れないうちは左右どちらか方向を決めて影を捉えるのがよいでしょう。

## 3. 線ではなく面で

Point

**影は、線を描く時のように鉛筆を立てて使用せず、横に寝かせて、一定方向に動かし画面を塗りつぶすことで、面をつくっていきます**。描き方は線の時と同様でいきなり完璧を目指さず、まずは薄く面をつくり、その後少しずつ濃くしていきます。下の図は右側から光が当たり、頭蓋骨の左側に影ができる場合の例を示しています。

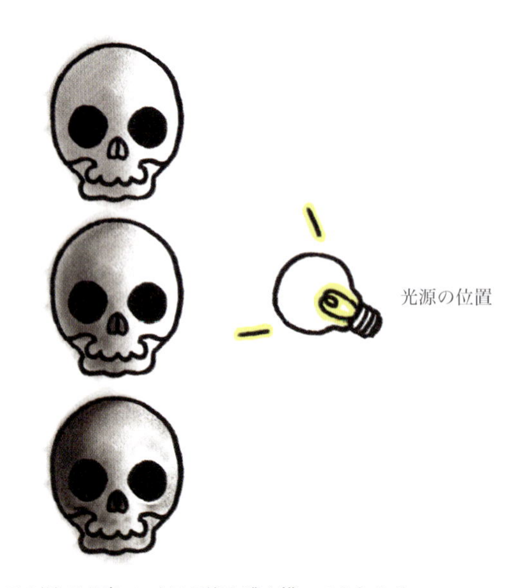


この図では下にいくほど影を濃く描いてあります

もちろん、鉛筆だけではなく、マーカーなどカラーペンを用いても影の面を捉えることができます。

次の図は、それぞれ違う道具を使用して影を捉えた例です。上段が鉛筆、中段は蛍光マーカー、下段はボールペンを使用しています。道具によっても面のでき方が異なってくるため、より使いやすい道具を探すのも良いかもしれません。

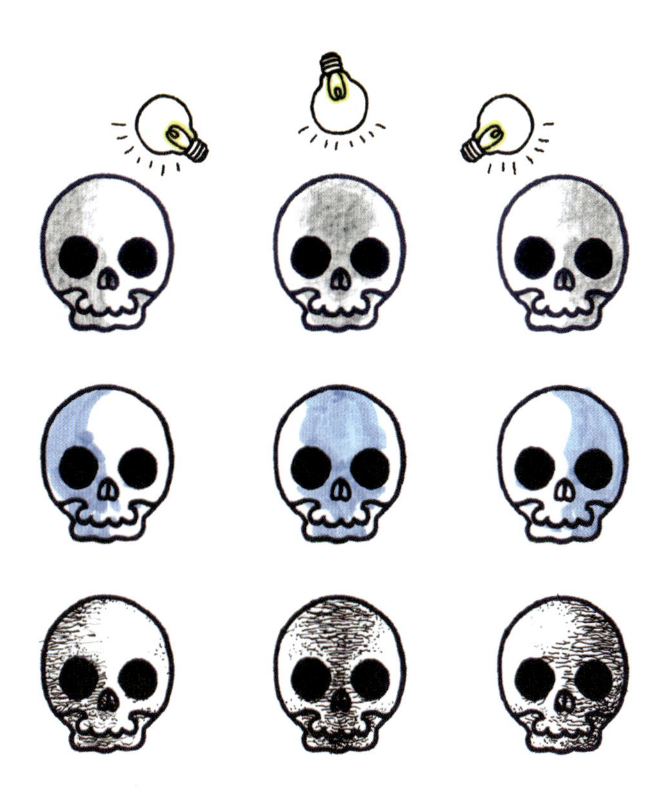

## 4．複雑な形の影の落とし方

面で影を捉える際にも対象を幾何形体（この場合は球や直方体などの立体）に置き換えます。上の頭蓋骨の側であれば、球に置き換えることで影の位置がわかりやすくなります。

しかし、骨には細かな凹凸があり、影の落ち方もくぼみや突起によって大きく異なり、捉えるのが難しい箇所が数多く存在します。光の位置の設定もある程度の慣れが必要です。

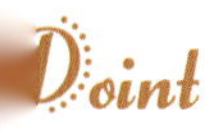

骨をよく観察すると、筋や腱の付着部には凹凸がみられます。その様な細かな形状を詳細に見ていくととても複雑ですが、**山と谷の関係が成り立っていることを常に頭に入れておく**と影がどちらに落ちるのかを判断することができます。

Point

上方から光が来る場合、山側が明るく、谷側に影が落ちます。この**山と谷は光の方向によっても変わるため、どの方向から光を当てるのかをしっかりと確認し、影の面を捉える**ことが重要です。このステップを惜しまないことで、結果としてより、対象の情報を詳細に表現することができるのです。

ここでは特に複雑な４つの部位を取り上げ、特定の方向から光を当てた影の例示を画材別・描写別に行いました。困った際の参考としてご活用ください。

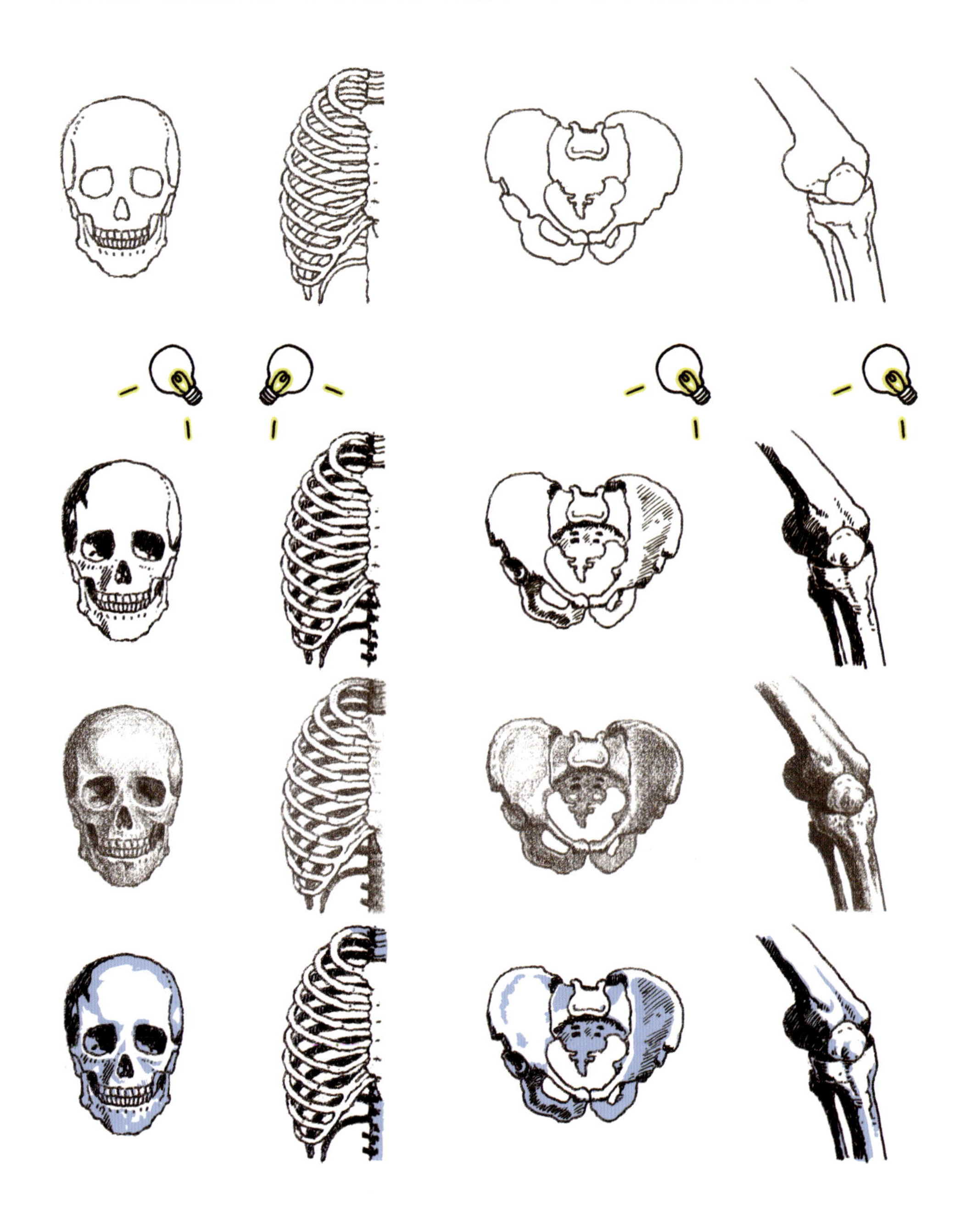

**● 頭蓋骨 光の方向：前方右上**

眼窩部は、窪んでいる箇所すべてに影をつけるのではなく、窪み手前には光が入るようにする（影をつけない）ことで、眼窩の奥行きを捉えることができます。

**● 胸郭 光の方向：前方左上**

手前と奥の肋骨の位置関係をはっきりさせるため、影の面の色を濃く強くすることで、前後の関係を捉えることができます。

**● 骨盤 光の方向：前方右上**

尾骨や遠位に位置する座骨・寛骨臼に影をはっきりと落とすことで、光の当たっている腸骨が強調され、奥行きを捉えることができます。

**● 膝関節 光の方向：前方右上**

光の当たっていない左側に濃い影の面を、また骨と骨とが重なっている箇所に同じく濃い影の面をつくることで、骨と骨の重なりを上手に捉えることができます。

## チュートリアル

### 手を動かして光と影を捉える練習をしてみましょう

例えばカフェで注文した料理が届くまでの時間がチャンスです。手元の紙と筆記具で、面で影を捉える練習をしてみましょう。骨のような難しい形ではなく、りんごのように単純な図形でアウトラインをとれる対象を選ぶと、簡単に練習できます。線でりんごのアウトラインを捉えた後、様々な方向の光を想定し、面で影を捉えてみましょう。先に紹介した光の方向だけでなく、下方から、または正面からなど、様々なパターンを想定し、手持ちのボールペンやシャープペンなどでトライしてみてください。もしくは、頭の中で考えるだけでも十分です。考えている時にこそイラストは上達します。ぜひ試してみてください。

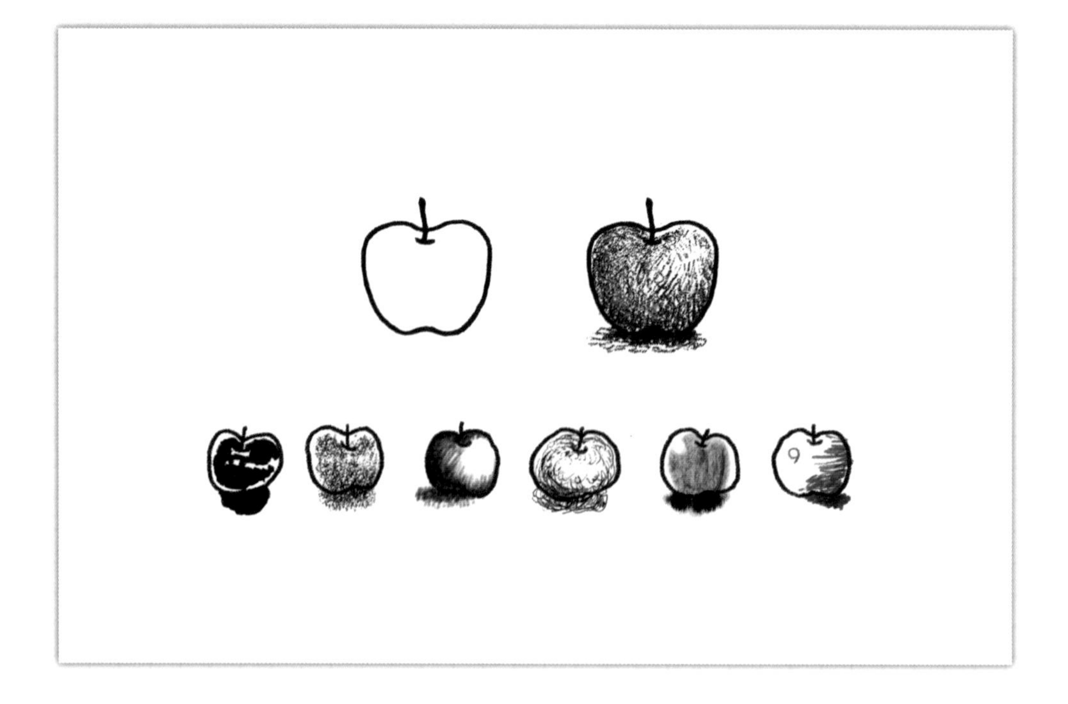

## 練習用題材

頭蓋骨に面で影を捉えてみましょう。

白くアウトラインになっている箇所があるので、横にある見本を見ながら、どの箇所にどのように影が落ちるのか、確認しながら作業することをお勧めします。

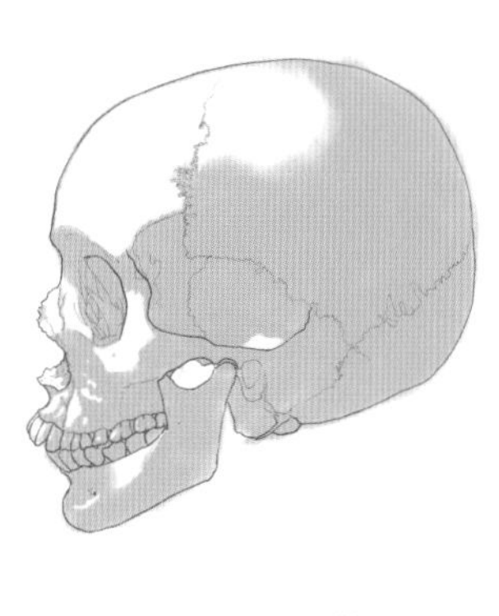

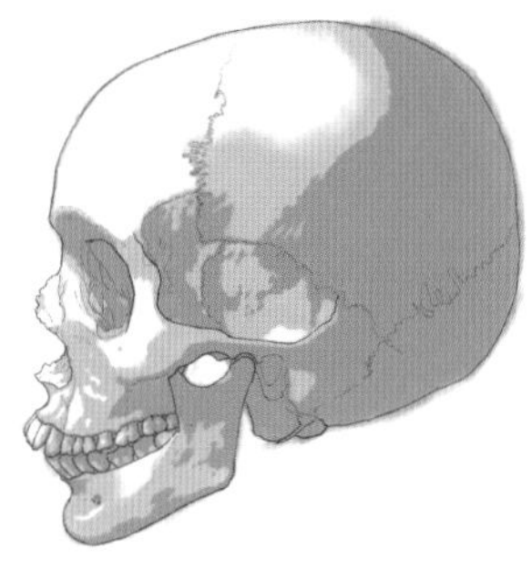

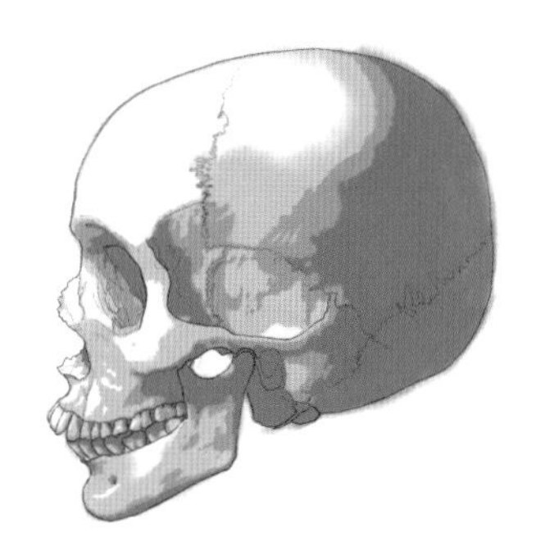

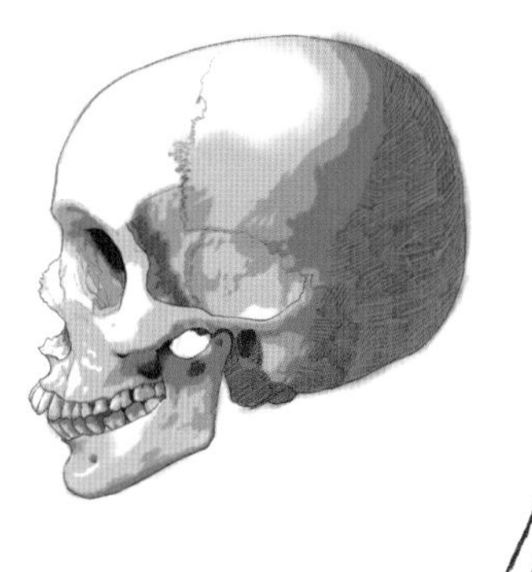

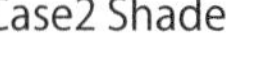

Case2 Shade

# Part2 Case3
# 筋肉
## 模様を捉える

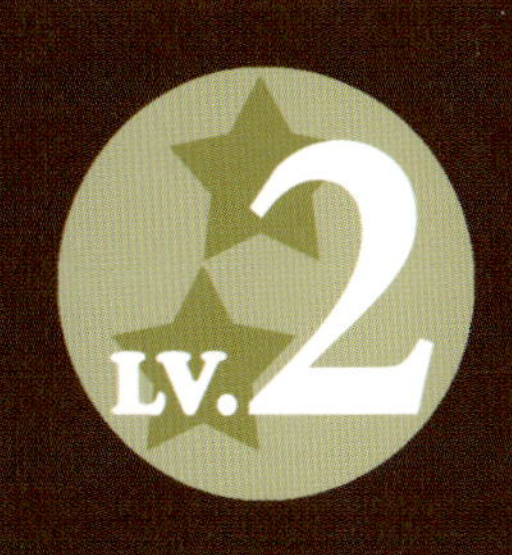

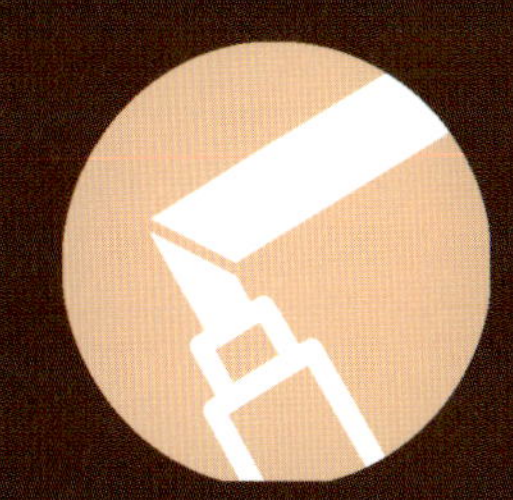

Case 1では線を使って身体のアウトラインを捉え、Case 2では面を使って対象をより“形”らしく捉える方法をみてきました。そして、いよいよCase 3ではイラストの3要素のうち“色”に当たる部分、なかでも対象固有の模様を捉えるためのTipsを見ていきます。
“形（器）”に施す“色”は、対象そのものの個性や特徴を示すことが可能です。すべての人の顔つきが異なるように、“色”もまたあるモノと他のモノとを区別するためのラベルのようなものと考えておくと、肩の力を抜いて取り組めるかと思います。

## イラストレーションのポイント

- “色”とは模様や色彩などの個性の総称です。
- “色”は対象固有の特徴を示す際にとても役立ちます。
- しかし“色”を捉えるには“形”と“質”がしっかりと捉えられていることが条件になります。
- “色”の捉えすぎは、イラストの情報過多を招きます。

**⇒模様と色を含めた複合的な“色”の捉え方は、Part 3 以降へ**

Case 1では“線”を活用し、対象のアウトラインを捉える方法を、Case 2では“面”を活用し、“形”をより“形”らしく見せるための影の捉え方を見てきました。そしてここからは、イラストの3要素の最後である“色”の捉え方について見ていきます。

“色”とはPart 1で説明しましたが、“形”を“器”と見立ててその表面へと施す、色彩や対象固有の模様のことを言います。例えば、コップのアウトラインと影を捉えた、全く同じイラストが2点あったとします。片方に切子細工の模様を施すと、先ほどまで同じ形をしていた2つのイラストが全く異なって見えてきます。

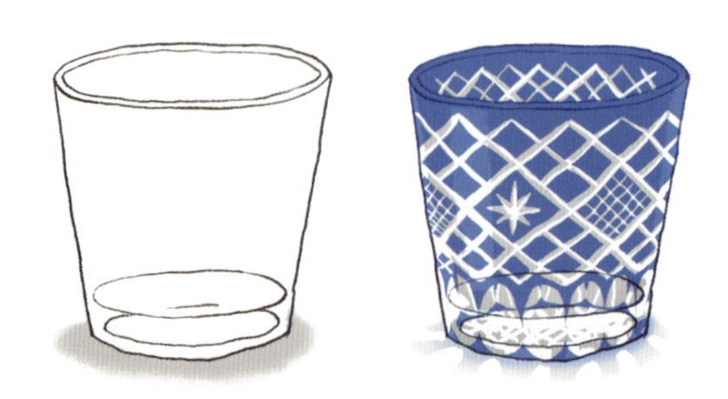

“色”は、対象のより詳細な情報を捉える際にとても重要なステップとなるため、Case 3ではヒトの筋肉の捉え方を通して、重要なTipsを解説していきます。Case 1～3の知識を組み合わせることで、“色”“形”“質”の3要素を備えたイラストを実践で使えるようになることが理想です。“質”となる解剖学的知識の確認から始めていきましょう。

# 筋の解剖学的知識

ヒトには大小含めて約 600 を越える筋肉が存在します。

筋肉は、大きく骨格筋、平滑筋、心筋に分けられ、これらは意識して動かすことができる随意筋（骨格筋のみ）と意識して動かすことができない不随意筋（心筋・平滑筋）に分けられます。

Case 3 で題材となる、骨格筋について簡単に総論を確認します。

## 1. 主な筋の名称

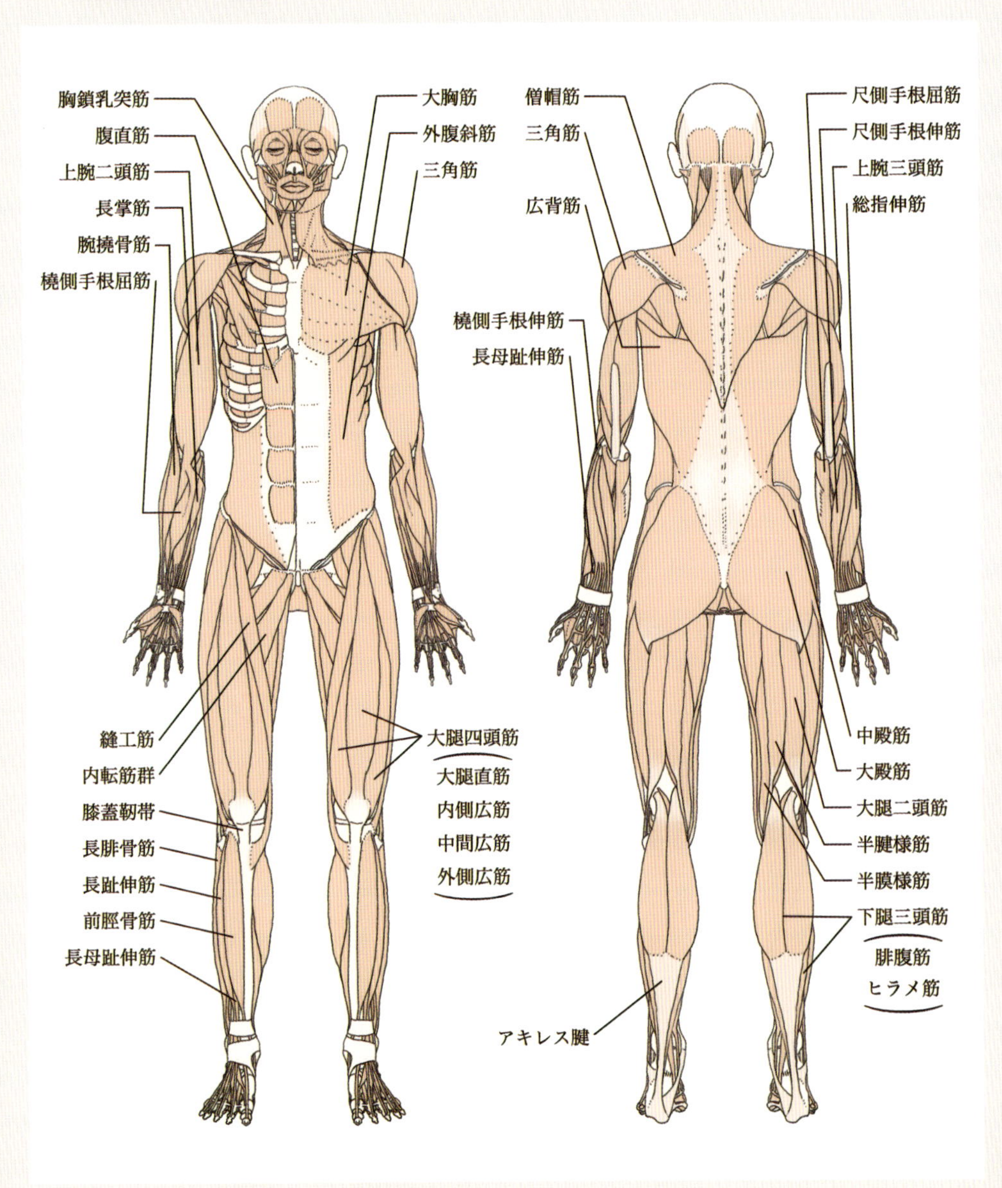

## 2. 起始と停止

筋は骨から起こり、骨に付着します。筋が収縮した時に動きの少ない端を起始、大きく動く端を停止と言います。

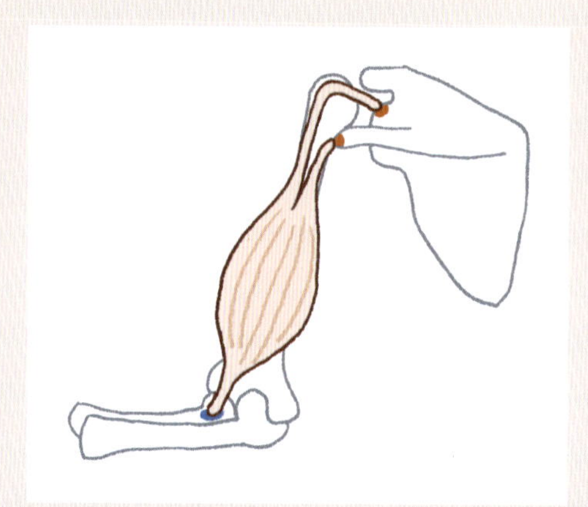

例）上腕二頭筋
起始：肩甲骨の関節上結節、烏口突起
停止：橈骨粗面
作用：前腕の屈曲

起始・停止を正しく描けば、自ずとその筋肉の形は正しいものに近づきます。特に体表からその内側にある筋肉を想像して描く場合、あるいは一部にフォーカスした写真からイラストを作成するような場合に、見えない部分を補うのはこうした解剖学の知識です。

## 3. 筋の分類

### 1）関節の数による分類

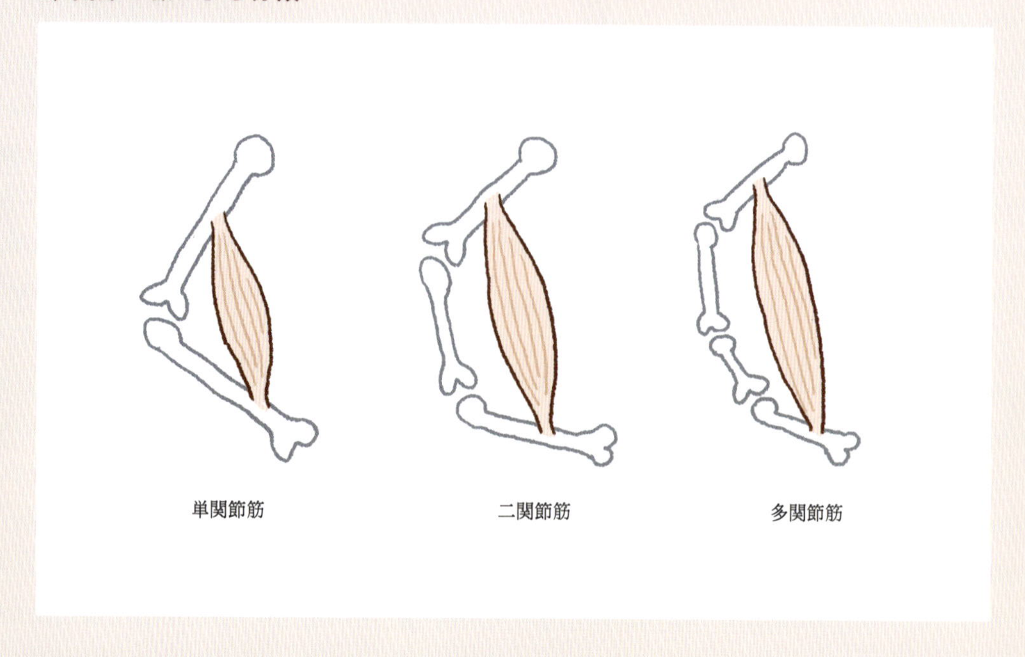

### 2) 形状による分類

筋の中央部のふくらみを筋腹、筋の起始を筋頭、停止を筋尾と言います。筋肉は筋頭の数、筋線維の走行により分類されます。

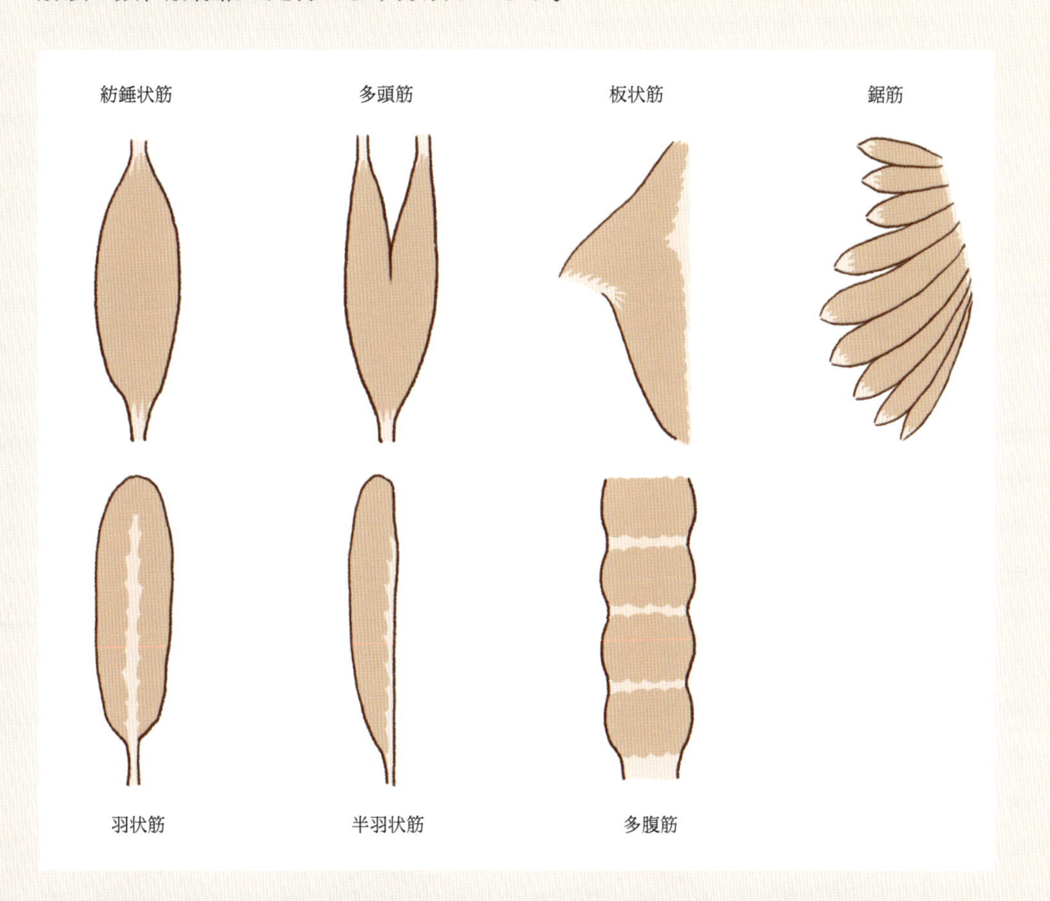


筋肉のイラストを描く時、筋肉だけを描く、というケースは少ないでしょう。血管や神経など周辺の組織との位置関係を上手に描いていくうえで、筋肉の形状を理解していることが役立ちます。

# 対象固有の " 色 " を捉える

## 1. 作成順序を必ず守る

ここからは対象固有の“ 色 ”をどのように捉えるべきかを具体的に見ていきましょう。

その前に、最も重要なポイントであるイラスト作成手順について確認です。Part 1でも、ヒトは対象固有の特徴である“ 色 ”に目がいきやすいものだと述べました。例えば誰かと会った際に、顔の形を気にするよりも、その表面に窺える表情の変化に敏感に反応するのではないでしょうか。それほどまでに“ 色 ”は、イラストを目に留めてもらうための重要な要素なのです。しかし、**一番に目に留まるからといって、イラストを描く際に最初に“ 色 ”を捉えてしまうと、後から捉えた“ 形 ”がはっきりせず、“ 色 ”の情報だけ誇張して見えるようになってしまいます**。

*Point*

下の図を見てください。右の肩から上腕にかけての筋肉を捉えたイラストです。Aは線のみで捉えたもの、Bは影を加えたもの（ここでの光の方向は右下前方です）、CはBに横紋を加えたイラストとなっています。そしてDは、Aに横紋を加えた状態のイラストです。

Dの方が線ばかりに目がいき、Cに比べて筋肉の起伏や前後関係といった情報が見てとりづらい様子がわかるかと思います。このようにCase 1、2で見てきた流れを守り、最後の仕上げとして“ 色 ”に取り掛かることが理想的です。

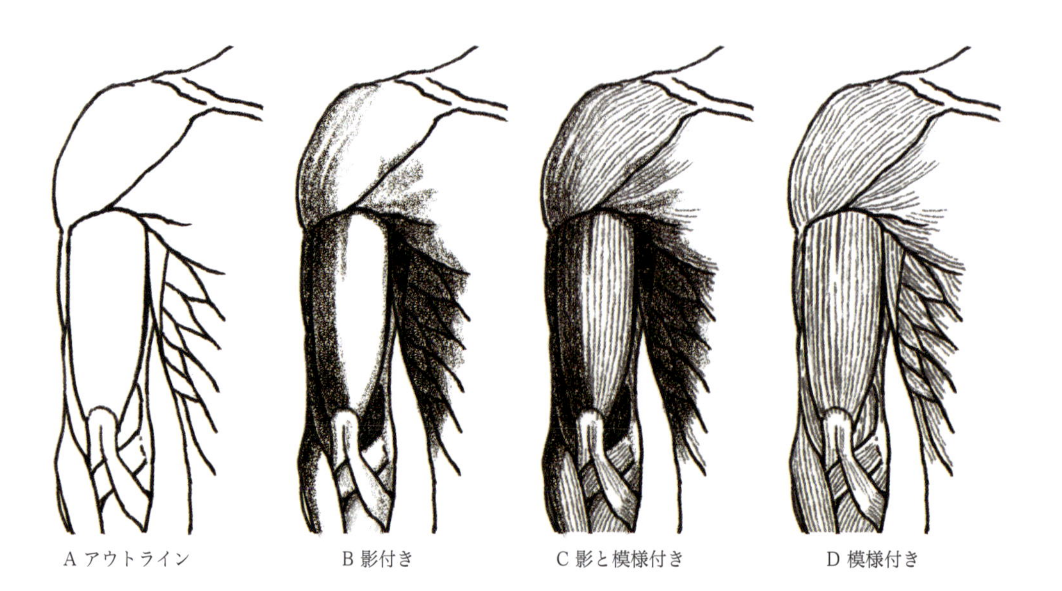

A アウトライン　　B 影付き　　C 影と模様付き　　D 模様付き

## 2. 筋繊維の走行を捉える

さて、“色”の捉え方に戻ります。筋肉は、幾重にも筋繊維が重なった状態で構成されています。そのため、その表面に繊維の筋を捉えることで、筋繊維の情報をイラストへと付加することができます。

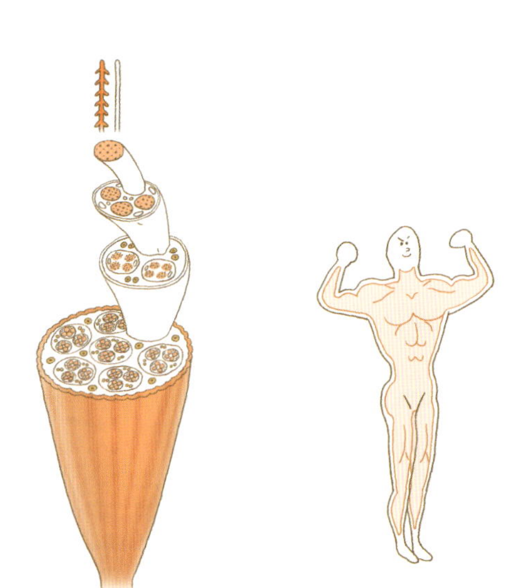

では、上腕二頭筋を例に実際に手を動かして、“色”である模様を捉えてみましょう。前述のとおり、**基本はアウトラインを捉え、影を加えた後に、模様を付けていきます。一定方向に線を走らせるように捉えていくと筋肉特有の繊維の束を表現することが可能です**。

Point

また、筋肉部全体に細かく線を走らせなくても筋肉“らしさ”を表現できるため、図のように模様の情報量を調節することもお勧めします（周りに描き添える情報との兼ね合いをみて、詳細具合を調節していくと良いかもしれません）。

もし一部の筋肉を目立たせたい場合は、模様を鉛筆ではなくマーカーやカラーペン等で捉えると強調することができます。

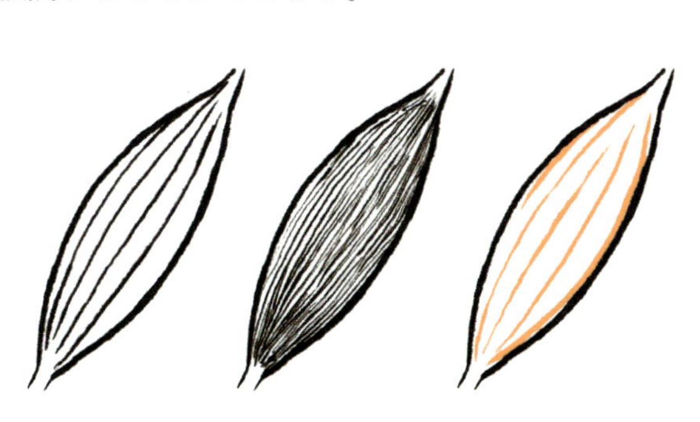

## 3. 筋肉の弛緩・収縮を捉える

筋肉には、動きと共に収縮・弛緩する特徴もあります。この弛緩・弛緩の様子も、筋繊維の走行の捉え方で詳細に伝えることが可能です。

**〈弛緩部〉**

筋肉が弛緩している様子を表現する際は、横紋を描きすぎないのがポイントです。Point **筋肉が伸びて筋繊維の境がくっきりとしていない様子を、線を描写しないことによって表現できます**。また、筋腹にくらべて筋頭・筋尾側に多く線を加えることで、模様の量は少ないですが、筋肉であり、さらに弛緩しているという様子が、より伝わりやすくなります。

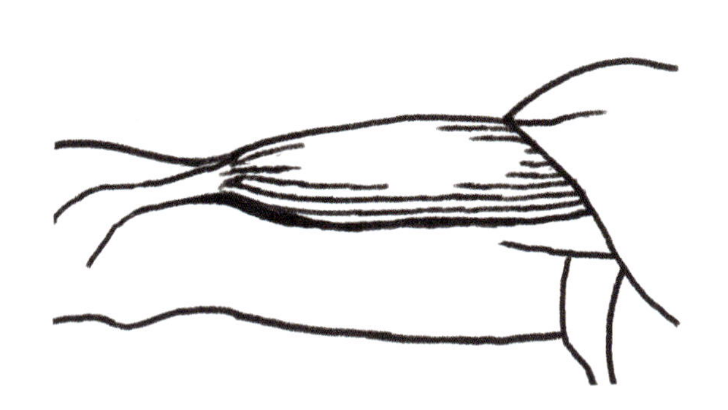

〈収縮部〉

収縮は弛緩とは逆に、横紋がぎゅっと縮まった様子を捉えることでその様子を伝えることができます。弛緩時よりも多くの線を加え、線と線同士の間を狭くします。**直線ではなく筋肉の形に沿って線を入れることで、収縮して筋肉が隆起している様子を捉えることができます**。逆に、形に沿わない線を入れてしまうと筋肉全体の形が伝わりにくくなるため注意が必要です。

Point

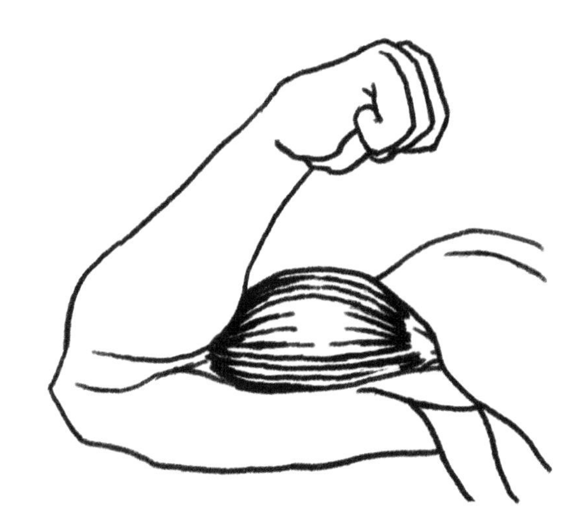

“色”に該当するものは本Caseで扱った模様に限りません。対象には必ず固有の“色”が存在します。イラストが何を示していて、相手に何を伝えたいのか、ということを考えたうえで“色”による情報量を調節していくのが理想的です。

より細かく詳細な“色”の捉え方は、患者さんに伝えるというよりも、医療従事者どうしで情報を伝える際に重要になります。学術的なスケッチに用いられる点描や、特定の分野で固有の物質を表現するために決められた着色の方法など、“質”と密接に関係した“色”もあるでしょう。“形”あっての“色”ですが、“質”あっての“色”でもあるのです。

重なり合いの表現や着彩による印象操作など、“色”の捉え方に関するさらなるTipsは、Part 3の各Caseで紹介しています。

### チュートリアル

今までのチュートリアルよりもかなり上級な取り組みになります。
絵画作品の一部をモチーフに、筋肉の模様、走行を捉えてみましょう。弛緩・収縮も意識したうえで挑戦してみてください。
本 Case で題材にした例は上腕二頭筋だけでしたが、周辺の骨格筋も含めて例示しています。実際に取り掛かる前に、このイラストのどこを強調したいのか、何を伝えたいのかを自身で設定し、目的に合わせて捉え方も変化させてみましょう。

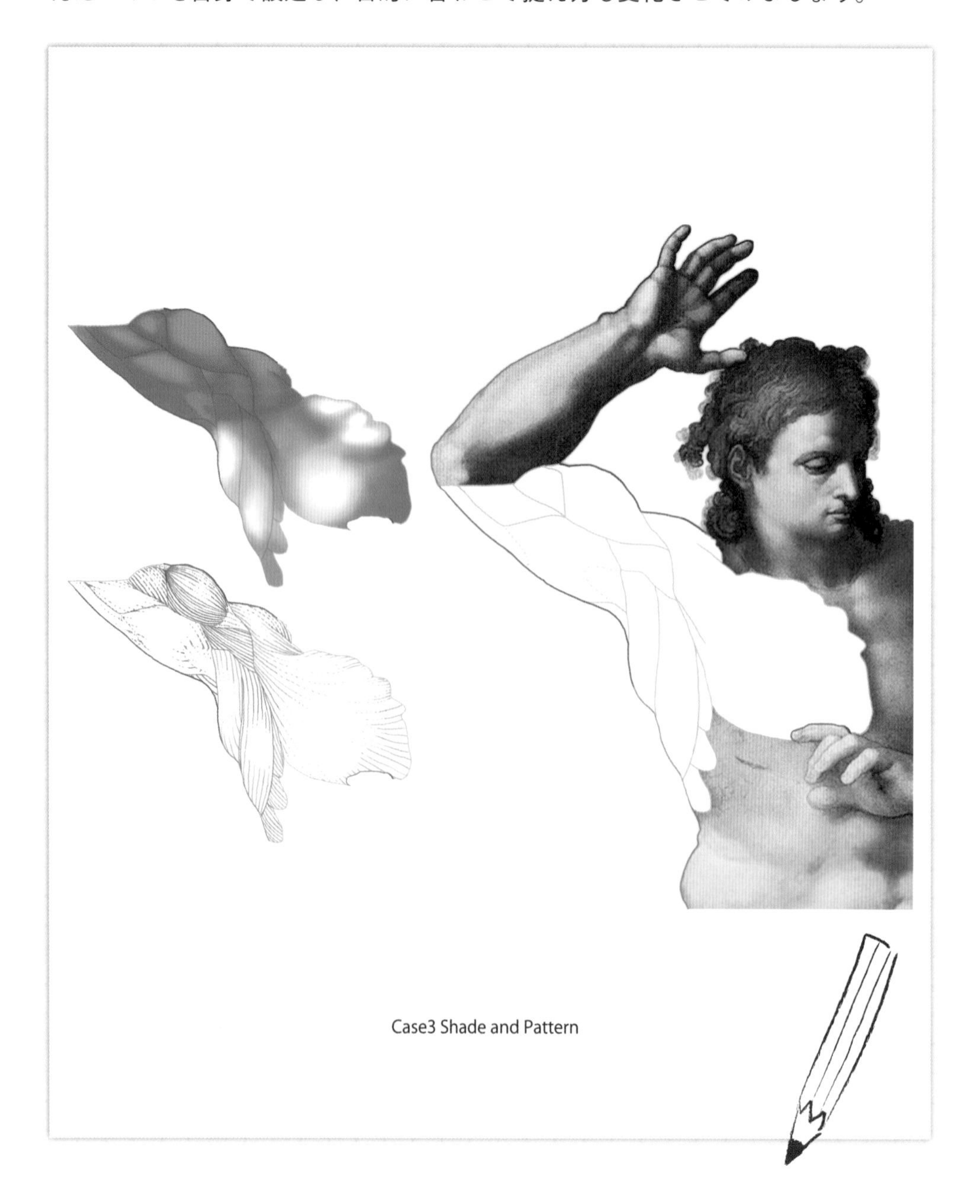

# Part3 Interlude

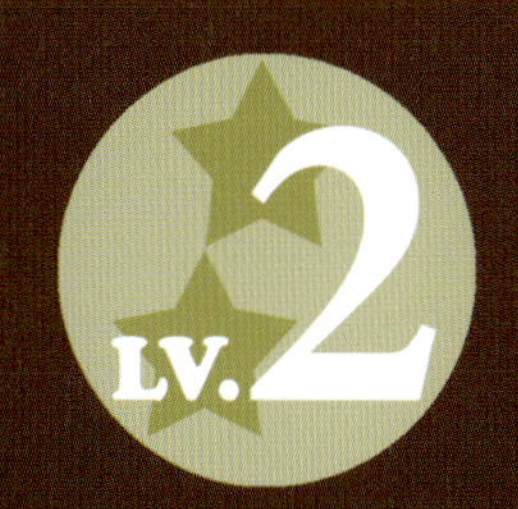

良いイラストを描くための3要素は“色・形・質”だと述べてきました。Part 1ではこのうちの“質”について、Part 2では“質”をふまえた“形”“色”の扱い方について、それぞれ解説しました。ここまでの知識・技術で、患者さんに伝えるには十分な情報量のイラストを描くことができます。Part 3からは、論文figureのように高度な情報量が求められるイラスト作成のTipsについて解説していきます。その前に、ここでも今一度“質”に立ち返ることから始めましょう。医療現場の情報をわかりやすく伝えるためには「系統解剖学」「局所解剖学」の両方を理解している必要があるのです。

ヒトを描くためには、外部のみではなく、内部を細かく分けて理解することが必要です。ヒトは、様々な形、大きさ、機能をもつ細胞から構成されていて、形態と機能が同一の細胞集団を組織と呼び、組織が組み合わさり一定の形と機能を備えたものを器官と呼びます。器官はそれぞれ単独で機能するのではなく、グループでまとまって生命に必要な機能を営んでいます。器官を機能別に分けたグループを器官系と呼び、器官系が集まることでヒトは構成されます。

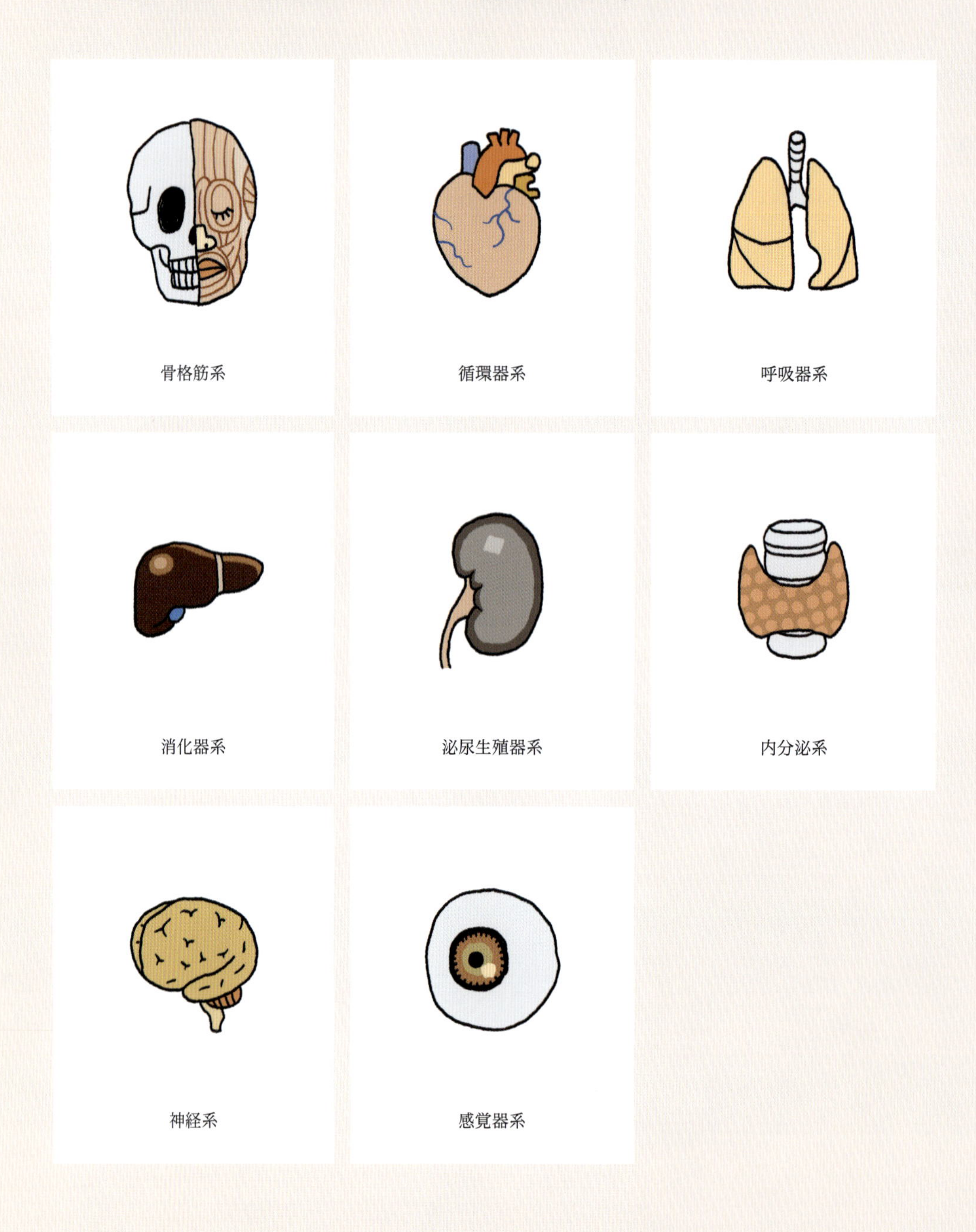

器官系で分けた解剖学を「系統解剖学」と呼びます。一方で、ヒトは頭部、胸部など、いくつかの部分に分けることができます。このように機能ではなく、場所で分けた解剖学を「局所解剖学」と呼びます。

身体の各部には異なる器官系が存在しています。例えば、胸部には気管、動脈、食道などの器官があり、それらの器官は呼吸器系、循環器系、消化器系にそれぞれ分類される、といった具合です。したがって開胸術の説明をするとなれば、「系統解剖学」と「局所解剖学」の両方を理解している必要があるのです。

Part 2までの知識に修熟すれば、「系統解剖学」を“質”としたイラストは問題なく描いていただけるはずです。しかし“質”に「局所解剖学」を伴う場合、その内部にある器官の前後関係の表現等に苦手意識の強い方が多いと思われます。

Part 3では、そのような場合に有効なTipsを解説していきます。イラスト作成の第一歩は“質”の検討です。「系統解剖学」と「局所解剖学」の双方に精通された医療従事者の皆さんだからこそ描ける、正確で、しかも伝わりやすいイラストを、ぜひ現場のコミュニケーションに活用いただければと願っています。

# Part3　Case4

# 血管・リンパ管・神経

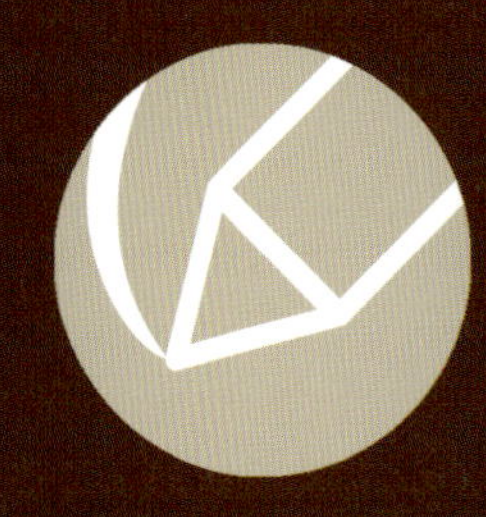

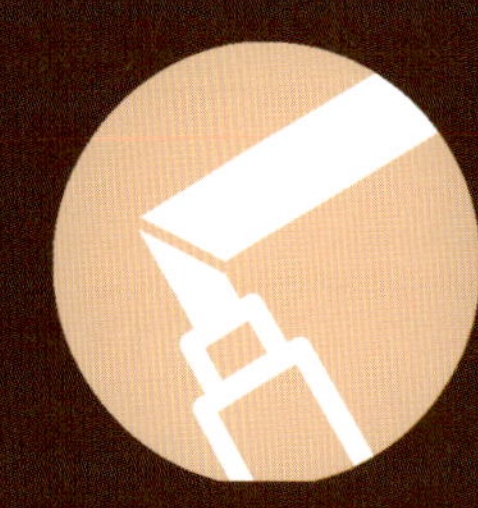

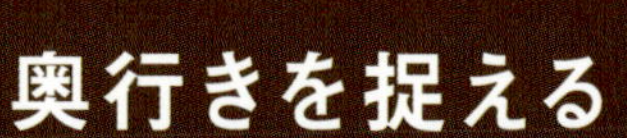

## 奥行きを捉える

Case 4では、身体を走行する血管やリンパ管、神経を題材に、奥行きや空間を意識して捉える方法について、美術における“パース”という技術を用いて紐解いていきます。
身体という入れ物の中には、骨や筋肉、血管や臓器などが組み込まれ“空間”をつくっています。どちらが手前にあり、どちらが奥に位置しているのか。身体の情報をしっかりと理解する、伝えるためには、前後関係をはっきりと表現することは必要不可欠です。
パースだけでなく、彩色で前後関係を簡潔に提示できる方法についても見ていきます。

# イラストレーションのポイント

- “形”にパースをつけることで、手前と奥の関係性をはっきりと捉えることができます。
- パースをつけるときも、基本的には幾何形体を意識して“形”を捉えます。
- 遠近感の演出には彩色も効果的です。

Part 1のCase 1〜3では、“色・形・質”を捉えるための基本的な事項を見てきました。Case 4では、より高度な表現のための“形”のとり方について解説していきます。

特にCase 4で扱うのは“奥行き”と“空間”です。これは一見エクストラな情報に思えるかも知れませんが、血管や臓器の前後関係や、複雑な情報を捉える際には必要不可欠な技術です。技術といっても少しコツがわかると簡単にできるので、以下で少しずつ見ていきます。

## 奥行きの有無による印象の違い

例えば、ベッドで寝ている患者さんや、伸ばした腕や脚など、ある程度の長さをもつ対象をイラストにする際には“奥行き”を捉えると、より状況に肉薄した形でイラスト化できます。奥行きがあることで、描かれたイラストのどちらが手前でどちらが奥なのかをすぐに判断できるからです。

次の絵は膝部分で切断した脚のイラストですが、手前から足先にかけて、奥行きがあります。これを円柱に置き換えると、奥に向かって円柱の幅が狭くなり、奥にある円の大きさが手前のものよりも小さいことがわかります。

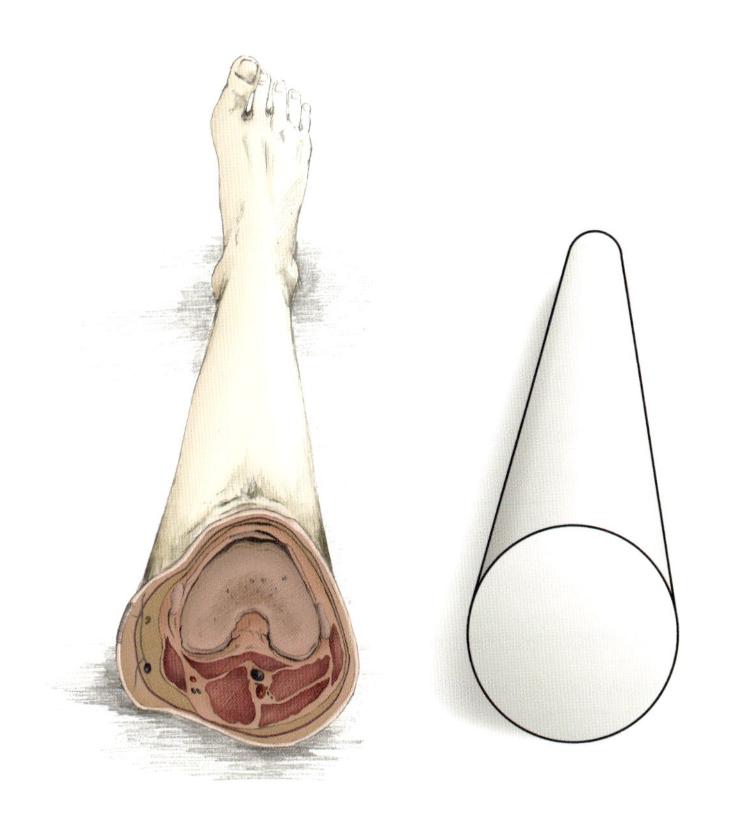

この技術を、美術の分野では“パース”と呼んでいます。“パース”とは、英語の“perspective”の略語で、本Caseで扱う技術は遠近法の一種である透視図というものに該当します。対象の手前から奥への距離の差に応じてその大きさを拡大・縮小する方法です。水平線上に存在する消失点（vanishing point）に向かって線を引いていくことで、平行な直線は、距離に比例して消失点へと近づくため、最終的には消失点と重なり消えるという原理に基づいています（道路が遠く地平線の彼方に行けばいくほど、狭く、そして見えなくなるのと同じ原理です）。

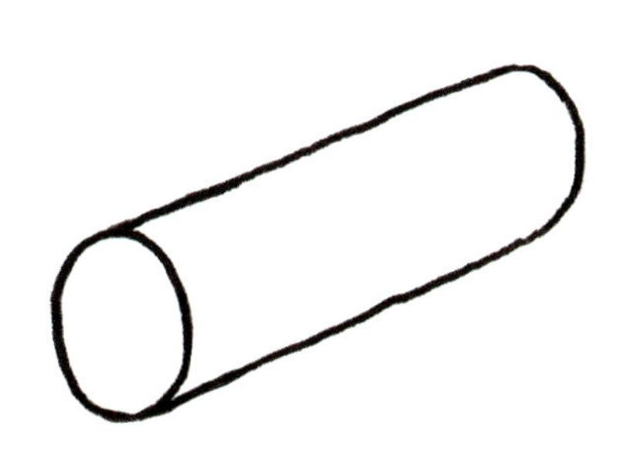

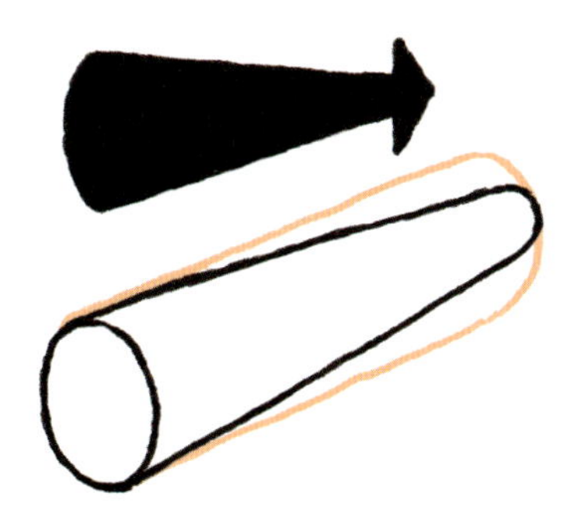

では、どのようにしてパースをつければ良いのか、以下で血管を例にその工程を具体的に解説します。

## 血管・神経・リンパ管の捉え方① 基本的な形

まずは、基本的な血管の捉え方から見ていきましょう。

血管も、その形を単純化していくと、基本の形態は円柱形です。まずは円柱形を意識し、それを長く伸ばしたものが身体を構成する血管やリンパ管、神経などになることを、実際に捉えて確かめてみましょう。さらに影をつけることによって、基本的な“色・形・質”が整った管の形状になっていきます。

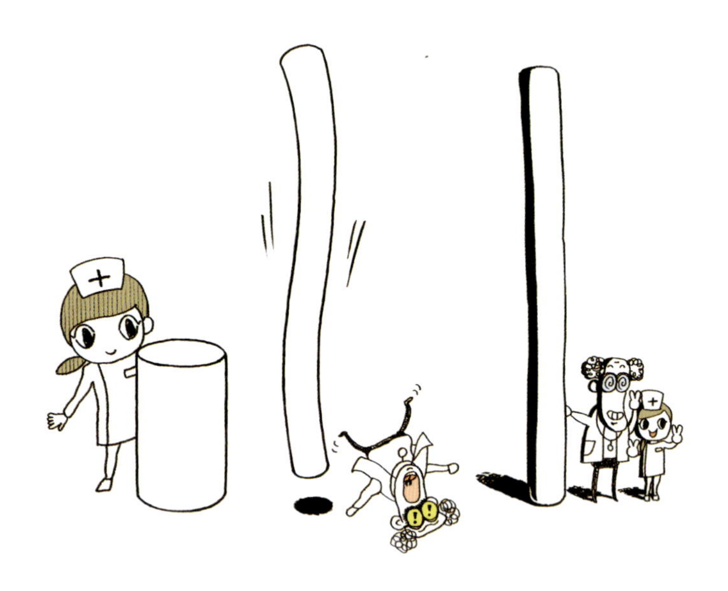

## 血管・神経・リンパ管の捉え方② パースのつけかた

難しく考えるとなかなか手が動かせなくなってしまうので、点を使った簡単な捉え方を練習してみましょう。

まずは、横たわった１本の円柱を想定して、上面と底面がどの位置にくるのかを点で描き表してみます。

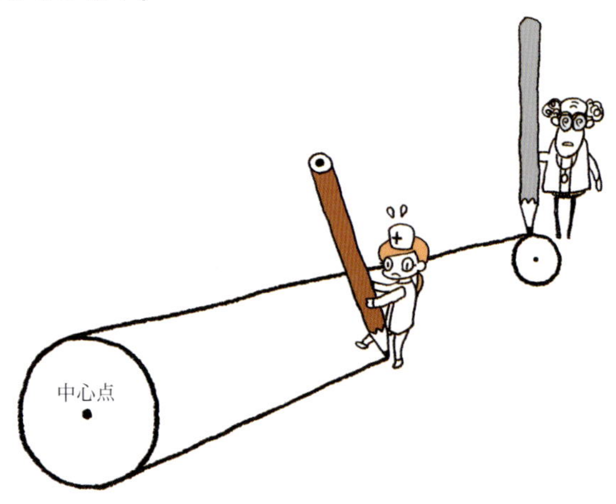

今回は、右側が奥、左側が手前と想定し、点を打ちます。その後、点を中心に円柱の円形面を描いていきます。この時、**左側の点を中心に描く円を大きく、右側の点を中心に描く円を小さく描きます。この２つの円形の大きさの差が広がれば広がるほど、奥にある印象を与えることができます**。

Point

次に、円形の頂点と頂点を結ぶ、２本の線をひっぱります。このとき、右にいくほど線と線の幅を狭くするように意識します。右側の奥行きをより印象的に表現できます。

逆に、左下を奥側にしたい際には、左側の円を右側の円よりも小さく描き、左下に向かって線の幅を狭くしていくことで、管の奥行きを表現可能です。

また、円と円を結ぶ線は直線ではなく曲線でも構わず、どのような経路を通ったとしても、奥側に向かって線と線の幅を狭くしていくことで、問題なく奥行きを捉えることができます。

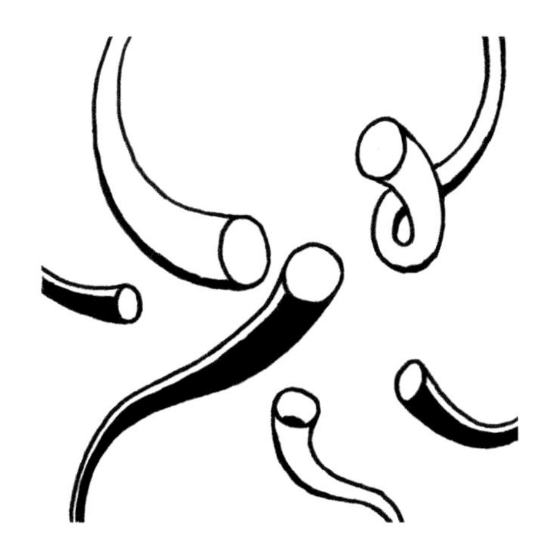

奥行きを捉えた後はこれまでの手順と同じく影をつけていきます。光の位置を自由に設定し影になる部分を決めていきましょう。奥行きを考えた影の捉え方がポイントです。手前ほど濃く、奥にかけてすこし薄くしていくとより奥行きを強調できます。上の図では、影の側の輪郭線を太く、光が当たる側の輪郭線とコントラストをつけることで、最小限の情報で影を表現しています。

## 血管・神経・リンパ管の捉え方③ パースをつけた管の彩色の仕方

影や光を意識するだけではなく、配色を行う際にも、奥行きを意識することで“空間”を演出することができます。

例えば、パースをつけた血管に彩色する際、全て同じトーンで塗ってしまうと少し奥行き感が喪失してしまうのですが、**奥に行くほど薄く、手前を濃く色分けすると、奥行きを損なうことなく、むしろ強調する形で配色できます**。

Point

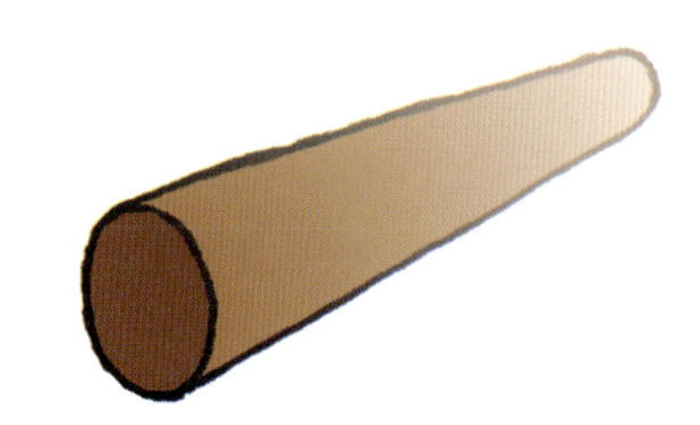

この遠くにあるものほど薄く、手間にあるものは濃くという技術は、美術の領域では“空気遠近法”と呼ばれ、レオナルド・ダ・ヴィンチも絵画作品に活用していた技術の1つです。

色の濃さを調整するのに少しコツが必要ですが、色も活用することでより奥行きと空間の情報が明確になるので試してみましょう。

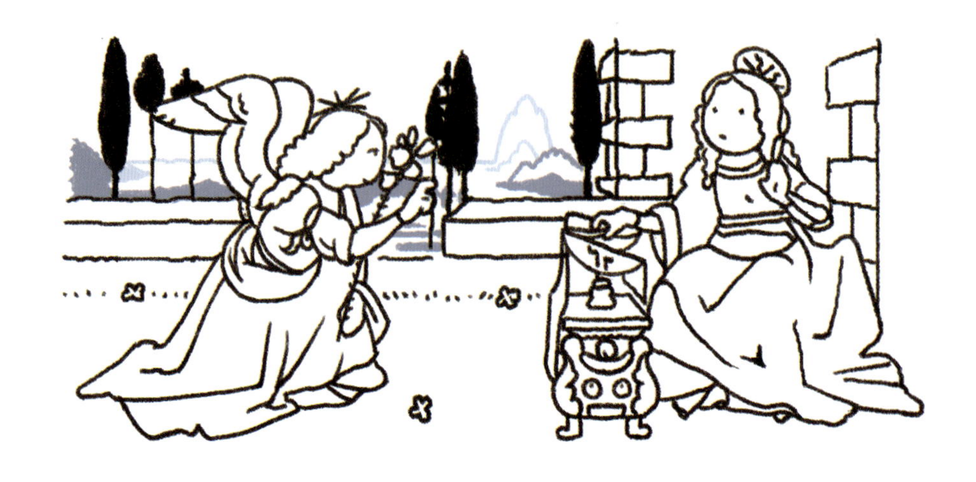

背景が奥に行けば行くほど、薄く描かれています

## 血管・神経・リンパ管の捉え方④ 枝の表現

ここまで1本の管を例に解説してきましたが、血管・リンパ管・神経ともに枝分かれした部分が存在します。この枝分かれの表現について、枝が円柱の手前側にあるのか、それとも後ろ側にあるのかに分けて解説していきます。

### 枝が円柱の手前にある場合

枝が手前にある状況を細かく考えてみましょう。枝も小さな円柱であるということを意識するとわかりやすいかもしれません。**手前にあることを示すために、幹となる円柱の線を遮る形で枝を捉える**と、手前にあるという情報が強調されます。

Point

また、より手前にあるという情報を示したい場合は、幹と枝の接続部分に少し線を付け足すことで、より手前にあることを表現できます。

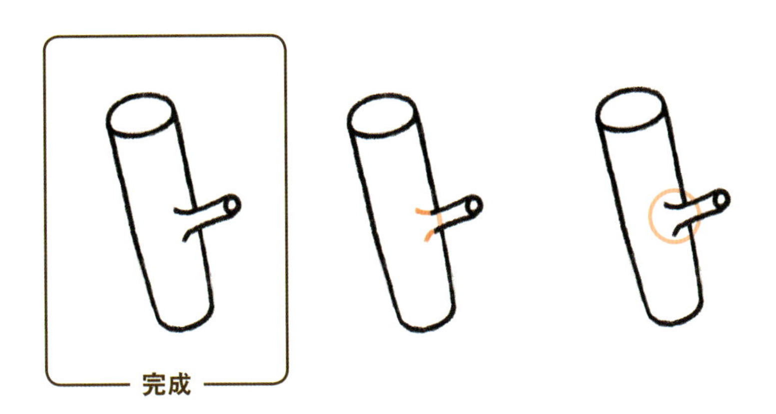


### 枝が円柱の奥にある場合

特に工夫は不要です。**幹の線を遮ることなくそのまま枝を描くことで、幹よりも枝が奥にあることを示せます**。

Point

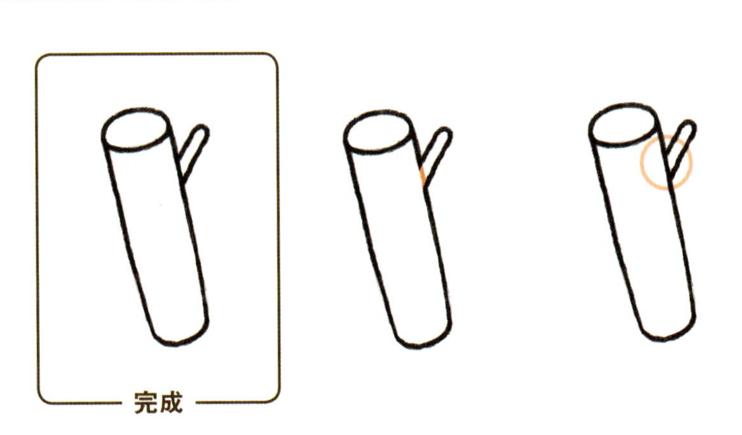

## 血管・神経・リンパ管の捉え方⑤ 血管同士の重なりを捉える

パースのつけ方、色のつけ方を理解すると、管と管が重なり合っている状況を捉えることも可能になります。

では、動脈と静脈が重なって交差している状況を想定してみましょう。重なりを捉えるうえで重要なのは、2つの物体間の距離です。2つの管が接するほど近い距離で重なっているのか、それとも2つの管の間には距離があり、空間が生じているのかは、重なりを上から見る限りではわかりにくい点です。

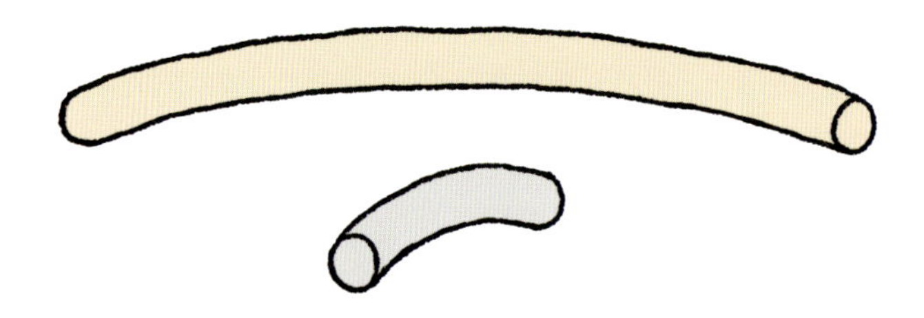

横から見ると重なりに空間が生じている場合

両者を描き分けるためには、パースと色の技術が鍵を握ります。もし2つの管が近い距離で重なっている場合、2本の管の太さはほぼ等しく描きます。また、上の管が下の管に落とす影は、すぐ真下で、かつ濃くはっきりとしたものになります。

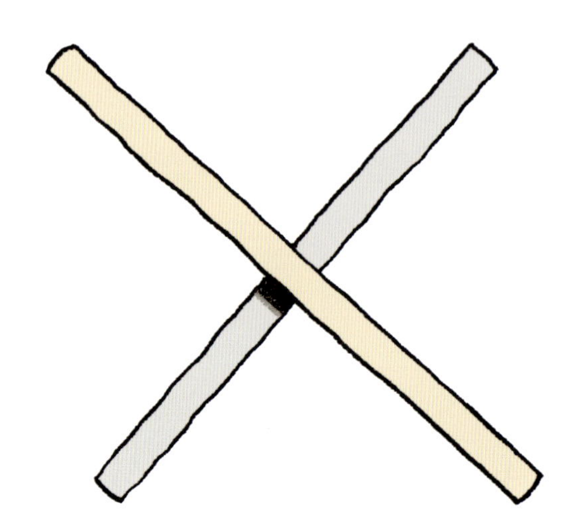

2本の管が近い距離で重なっている場合の影の捉え方 - 近く濃い影

一方で、2本の管の重なりに距離がある場合は、上に重なっている管を太く、下の管を細く捉えます。さらに影も、薄く、上に重なる管のすぐ真下ではなく離れたところに描きます。影が離れるほど下の管をより遠くに捉えたことになり、血管と血管がつくる空間を演出できます。

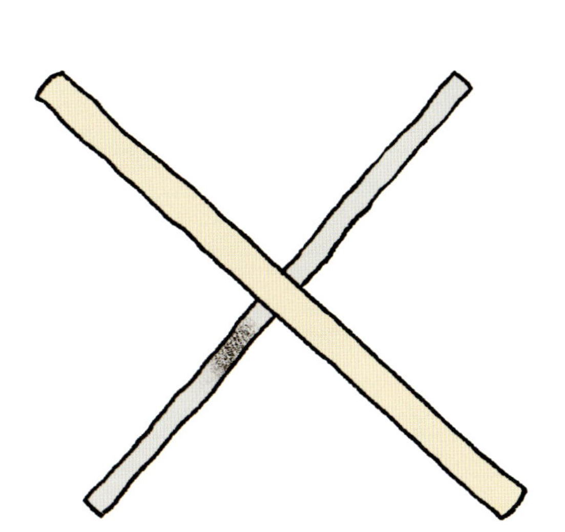

2本の管が遠い距離で重なっている場合の影の捉え方 - 遠く薄い影

**チュートリアル**

実際に手を動かして、パースの捉え方、空気遠近法による色の配色の仕方を実践してみましょう。

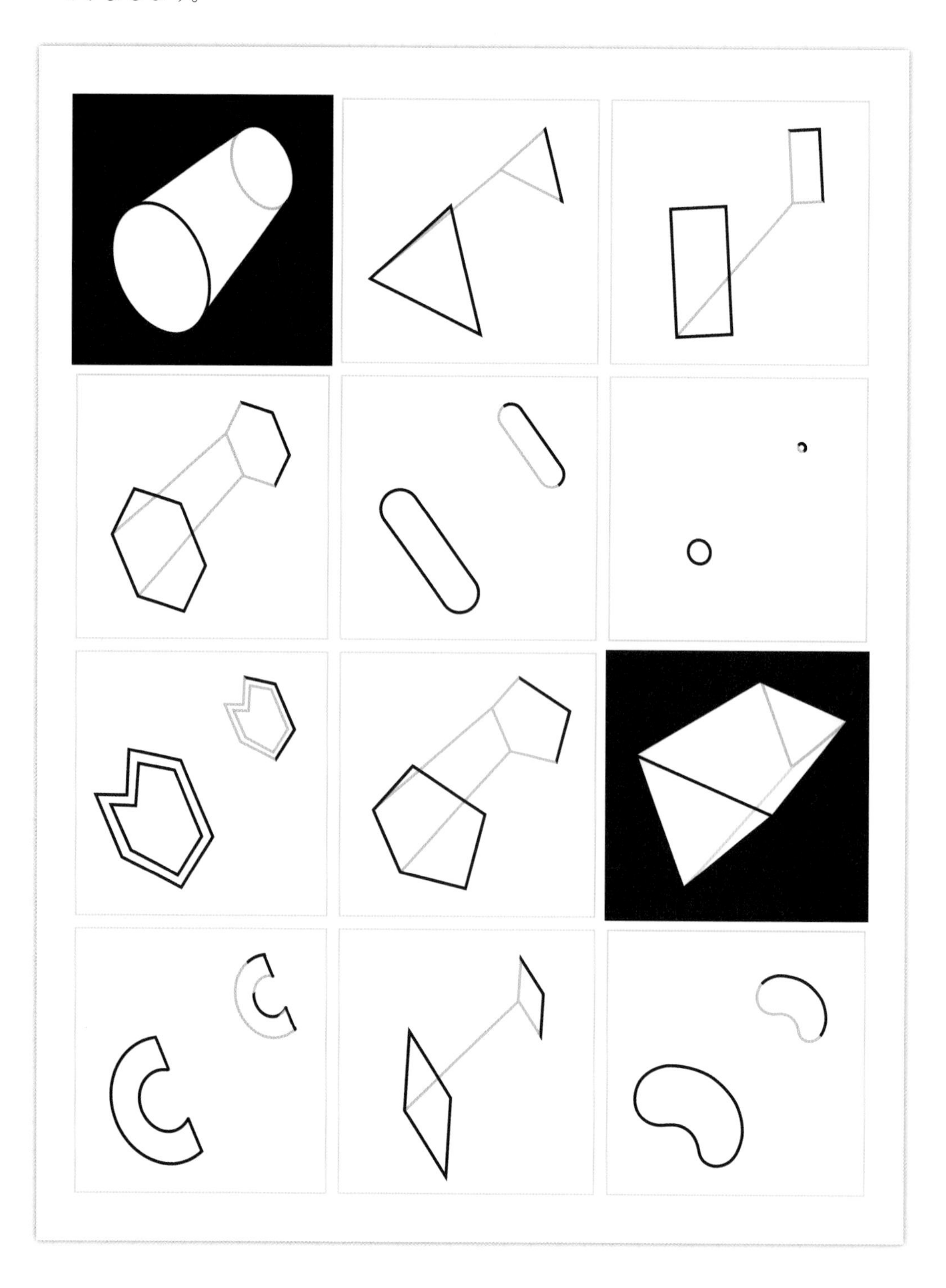

これらの図は、右上奥に向かってパースがつけられた柱体の底面だけを描いたものです。２つの底面を線で結ぶことで、パースのついた図形の感覚を養うことができます。様々な図形に対応できるよう練習してみましょう。

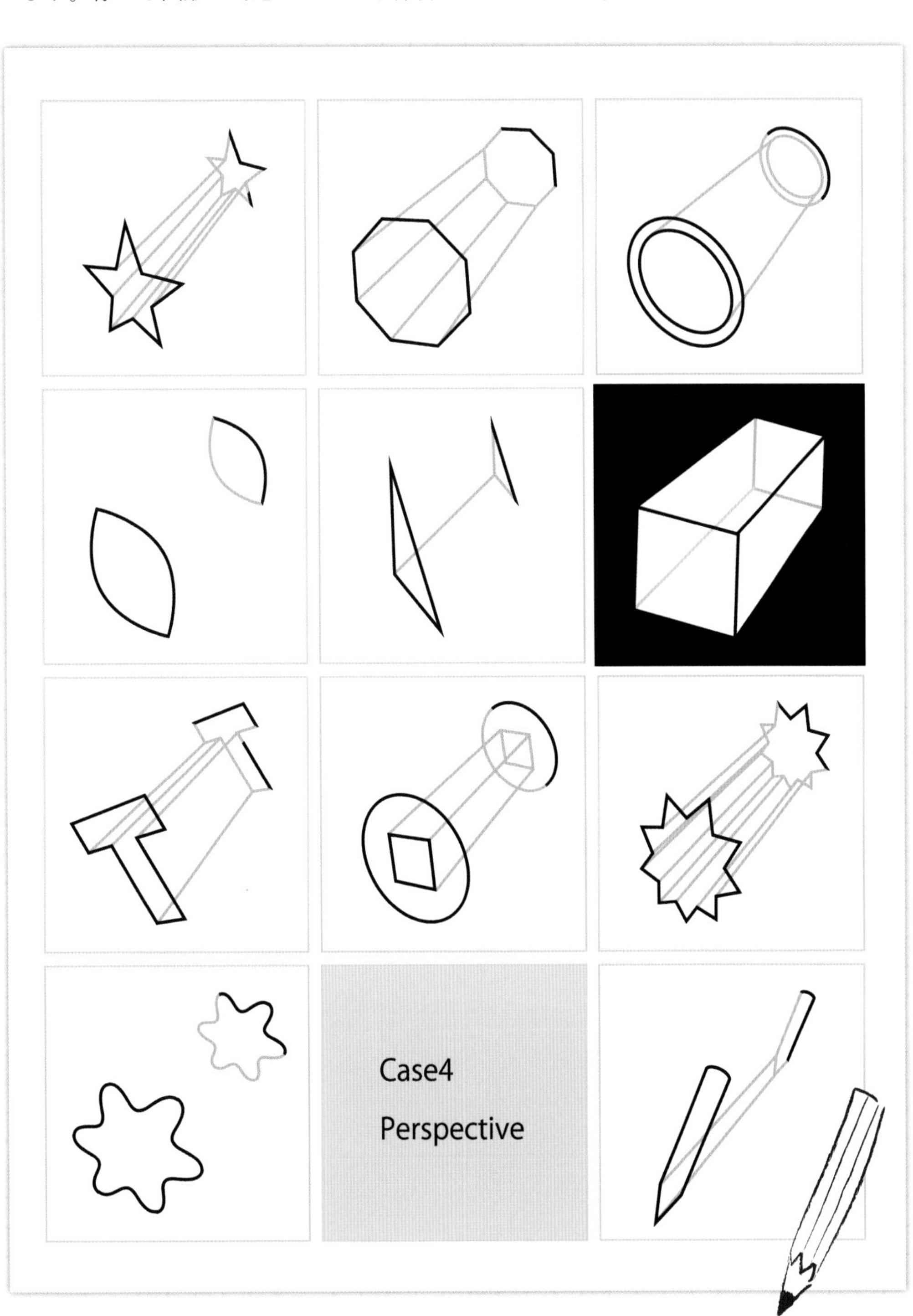

空気遠近法による色の濃淡を、樹の塗り絵で練習してみましょう。

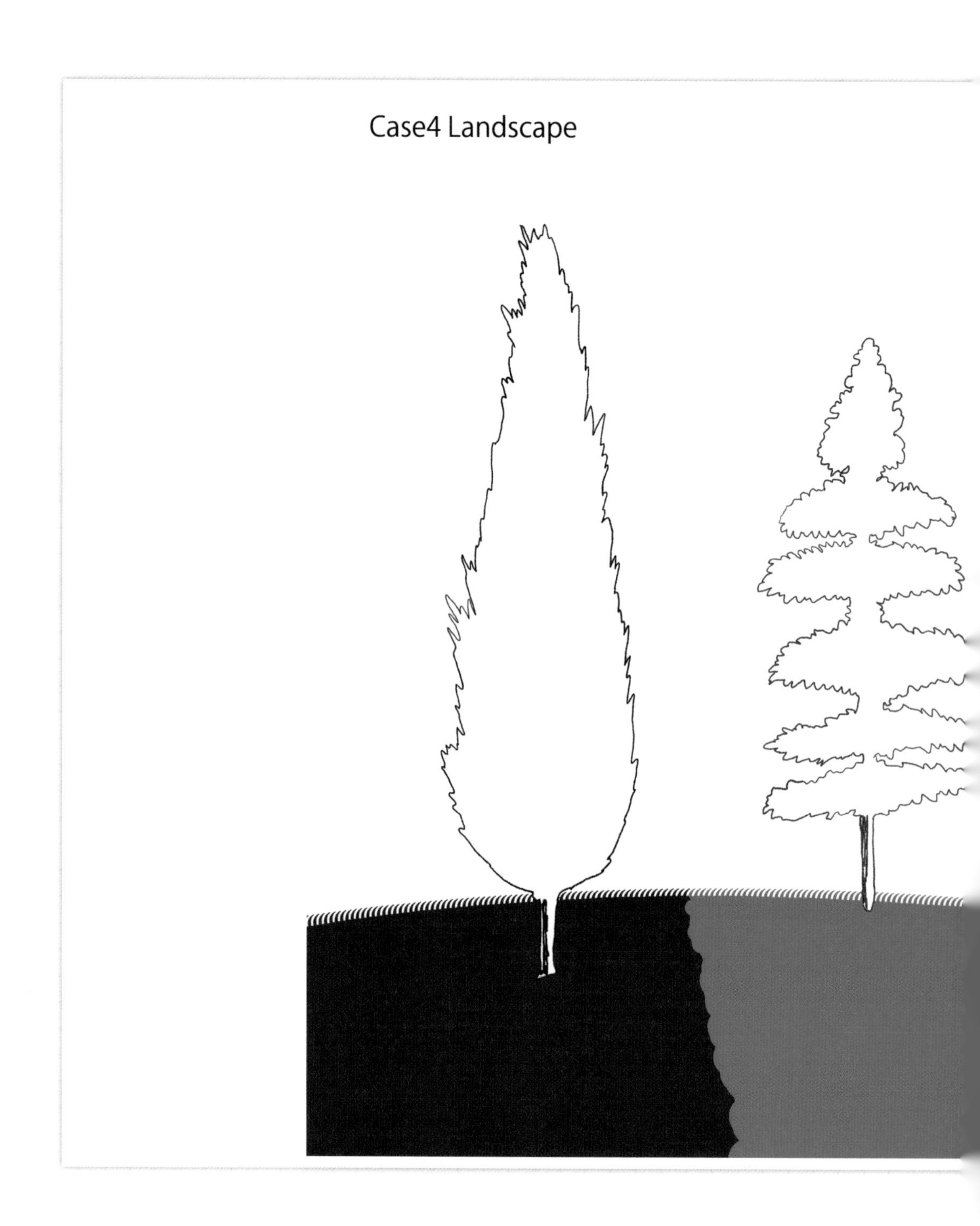

①奥にある樹ほど薄く、近くにある樹ほど濃く塗り分けてみましょう。ここでは5本樹があるので、最も手前、最も奥にある２本を塗り分け、その後で中間を塗り分けていくのが効率的です。

②色塗りに慣れてきたら、ただのベタ塗りではなく樹の葉の質感を変えながら濃淡をつけることにも挑戦してみましょう。

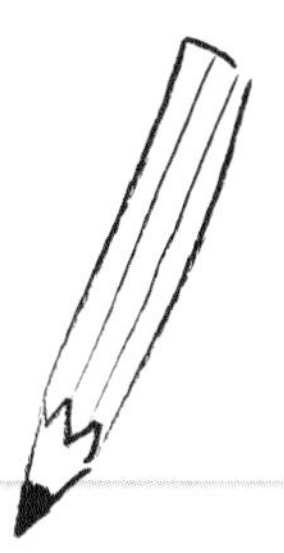

## Part3 Case5

# 手・足・顔

### 複雑なアウトラインを捉える

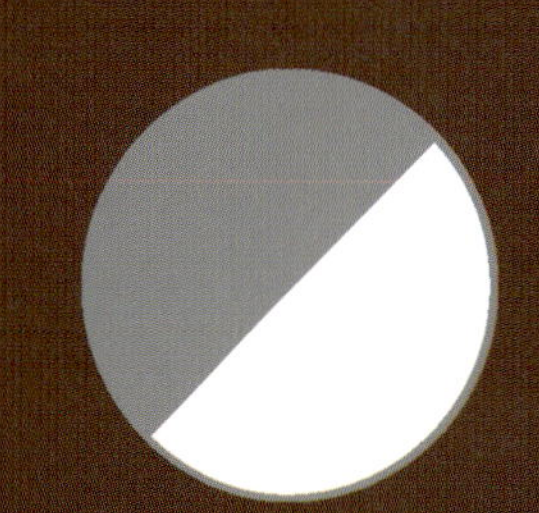

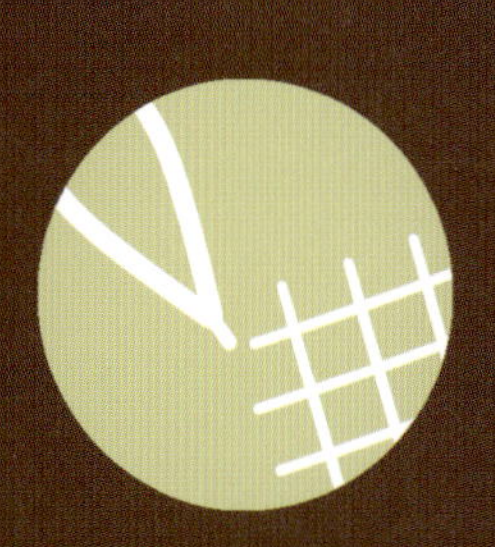

Case 1で幾何形体を用いた輪郭の捉え方を実践しましたが、複雑な造形をなす部分の捉え方について詳しくは言及していませんでした。Case 5では、より複雑な情報を捉えるための効率的な方法を提示し、例として手、足、表情の捉え方に応用していきます。
複雑な対象の輪郭を正確に捉えるには、ひたすら数をこなし、自分のなかでのコツを掴む！という方法もありますが、Case 5のTipsを習得すれば、短時間で、どのような形にも対応可能になります。

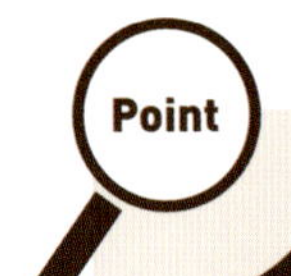

# イラストレーションのポイント

- 複雑な輪郭は点で捉えます。
- 複数の点を打ち、点と点を結ぶことで、アウトラインをとることができます。
- より複雑な場合、補助の役割をする“グリッド”を活用してみましょう。
- 複雑な対象こそ“質”（解剖学の知識）に立ち返ることが重要です。

Case 1で身体図を描くにあたっては、身体を幾何形体として捉え、大まかな輪郭をとる方法を解説しました。実際の身体の様子を見ると、鎖骨のように体表から観察できる構造もあれば、筋肉のように動くことで隆起する箇所もあるなど、必ずしも平面的ではない様々な“表情”に気づきます。そのような、身体の複雑な表情を捉えることも、様々な身体情報を扱う医療分野のイラストでは必要不可欠です。

ここからは、“手”を例にその複雑さについて見ていきます。美術大学の入学試験でもモチーフとして使われるほど、“手”はその表情を捉えることが難しい対象です。そもそもなぜ複雑なのかというと、多くの骨と関節、神経や腱等が集まっているからであり、美術を専門としている人々にとっては“質”の理解が不十分だという問題もあります。

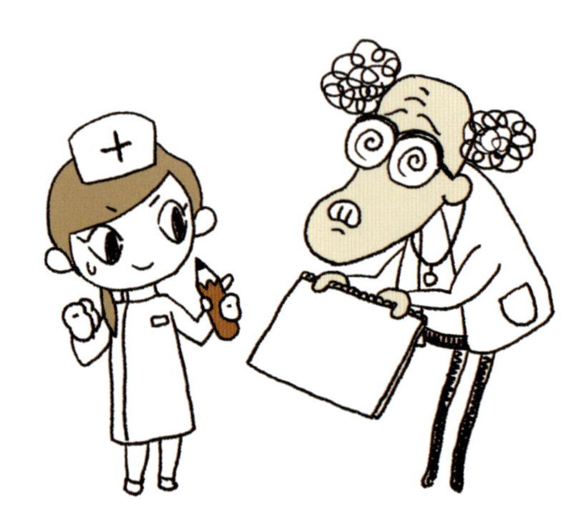

いきなり描いてと言われても難しい箇所もありますよね

もちろん“質”を理解したうえで“形”を捉えられるのが望ましいですが、ここではより簡潔に、はじめて出会った（複雑な）対象をイラスト化する際にも応用できるTipsを見ていきます。“形”を捉えるためのステップを３つに分けて順に解説していきます。

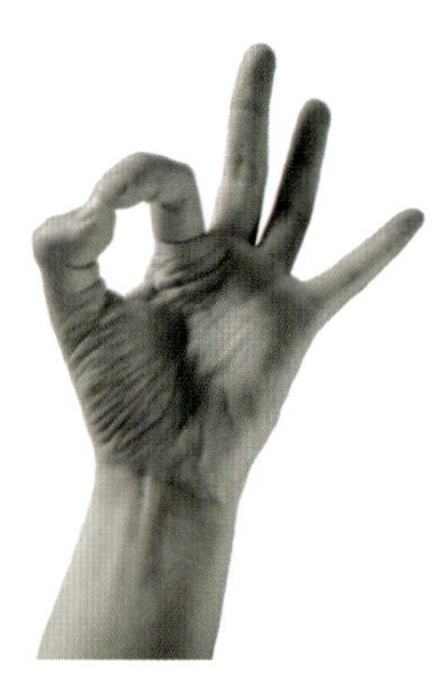

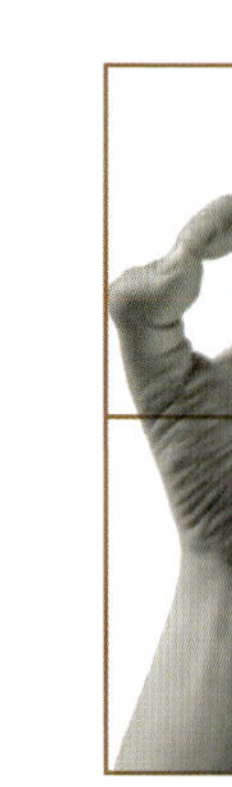

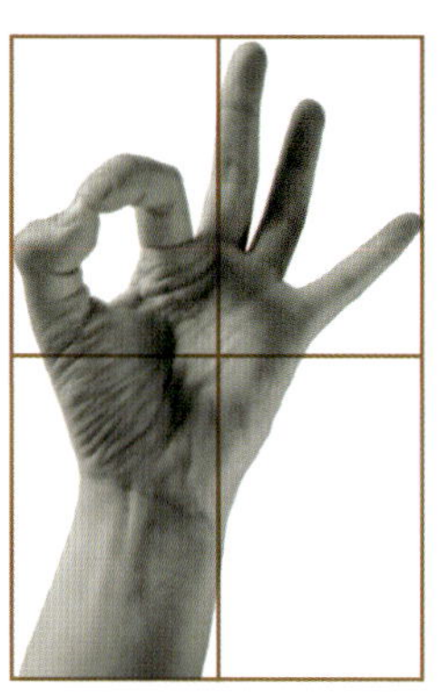

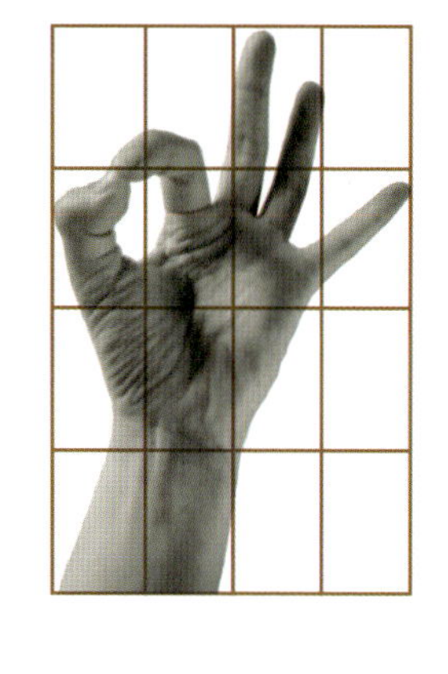

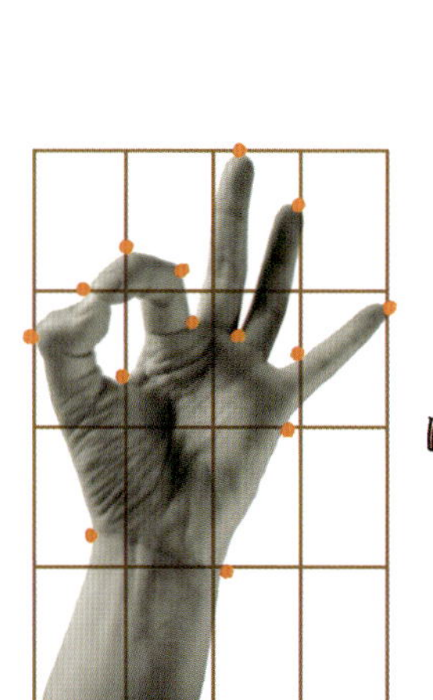

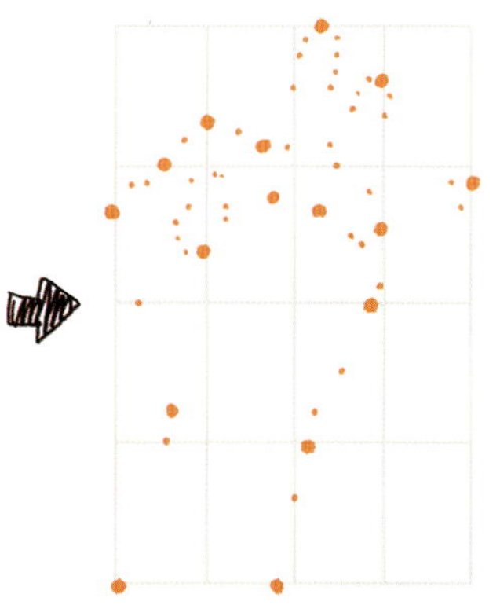

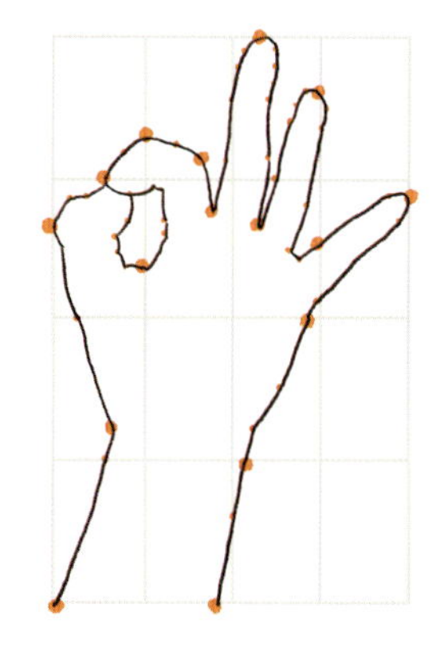

絵画の手モチーフのステップ、上から①、②、③

## まずは自分の手をモチーフにトライ

手は１人ひとり微妙に異なるため、「その人の手だ」とわかるイラストを描けるようになることは、とても有効なトレーニングになります。まずは見慣れている自分の手（利き手とは逆側の手）を対象に、アウトラインを捉えてみましょう。あらためて観察することで、おもしろい発見があるかもしれません。

### 手順① まずは手の表情を決める

様々な角度や動きをつけ、手の表情を決めます。そのまま手を見ながら描くこともできますが、馴れないと手が疲れてしまったり、見る位置や視点が変わり“形”を上手に捉えられなくなってしまう可能性があるため、スマートフォンやタブレットなどで撮影し、撮影した画像を見ながら描くことをお勧めします。

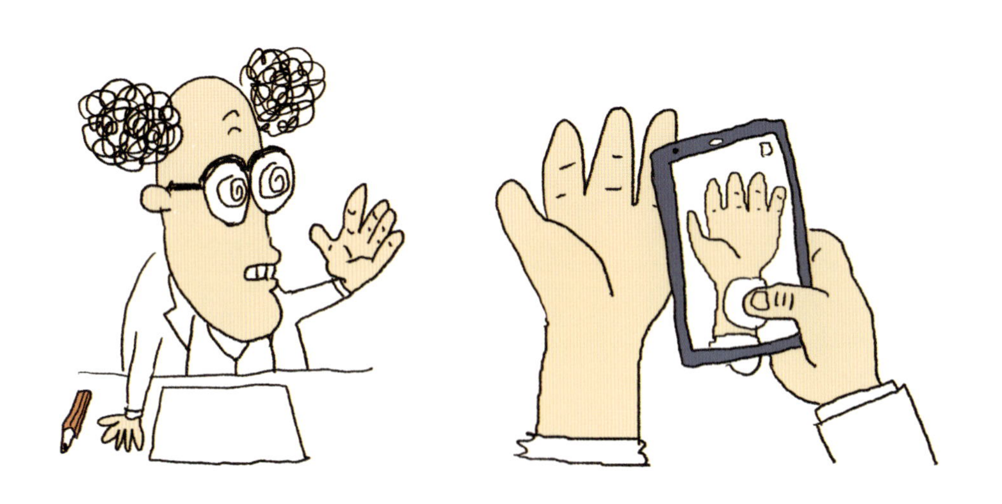

### 手順② 手を四角の枠で囲う

手の表情を固定した次は、どのような大きさのイラストにするか、紙に下描きをしていきます。この時にポイントになるのが、写真や実際の手が入る四角形を想定して、その形を紙に写しとることです。

Point

Case 1で、対象のものを幾何形体で大まかに示すようにお伝えしましたが、**複雑な対象を捉える際も、その複雑な対象が入るほどの四角形を想定することから始めます**。

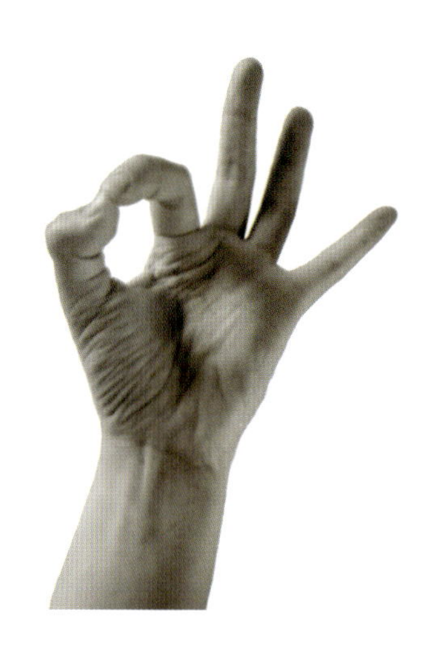
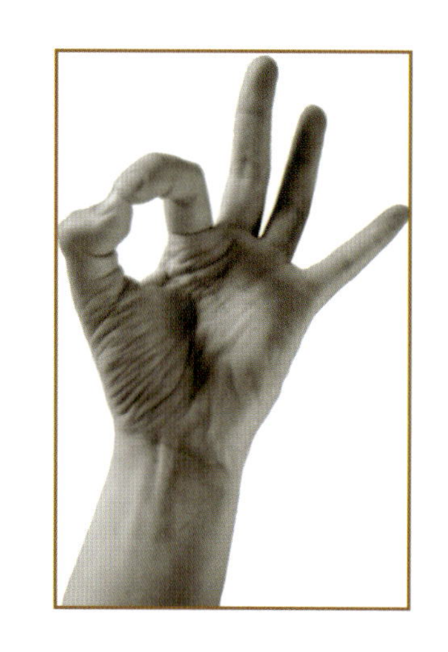

手が入るほどの四角形を紙に写しとったら、その四角形をガイドとして活用していきます。まず、**四角形の中心となる点を決め、中心点を軸に四角形を４等分していきます**。この縦横の格子が、アウトラインをとる際のガイドの役割を果たすのです。心配な方は、さらに四角形を分割したグリッドを作成すると良いでしょう。

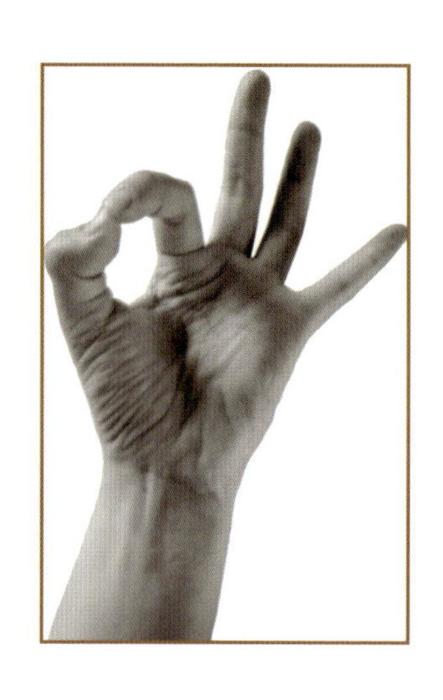
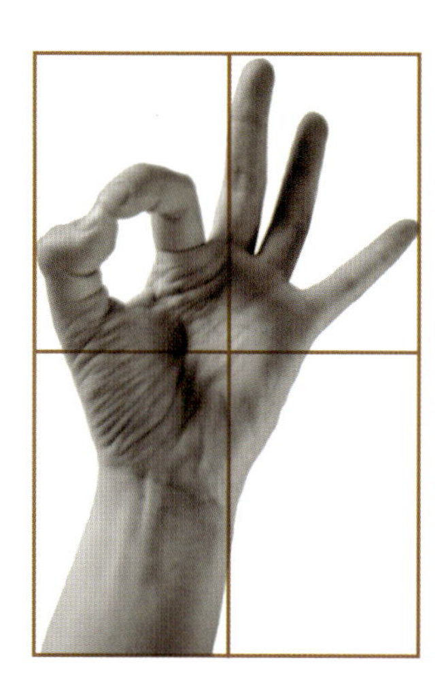
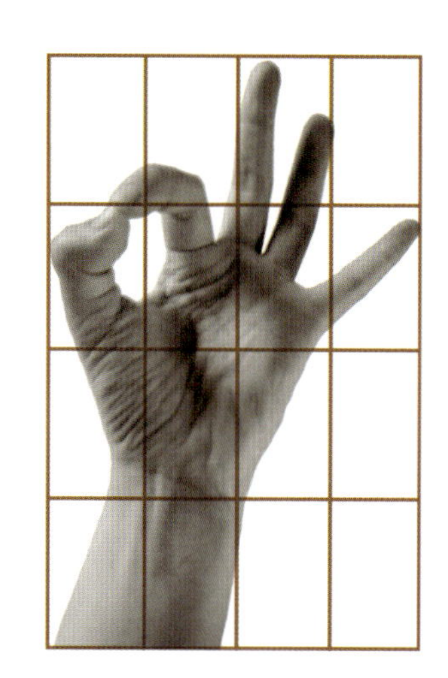

## 手順③ 点で形を捉える

準備が終わりました。ここからが“形”を捉えるための Tips になります。

線で“形”を捉えるのではなく、点で“形”を捉えていきます。具体的にどのように点を使用するのかというと、**手の主要な頂点、例えば指の先端、付け根、曲線の凹凸にあたる位置に、紙の上で点を打っていきます。（実際に写真などに点を打ってから作業するのもよいでしょう）**。

もう少し詳しく実際の方法を見ていきます。例えば、親指の頂点（第一関節）に点を打ちました。その点から輪郭に沿って線を上下に伸ばすと、上に伸びた線は人差し指に、下に伸びた線は手首の側面にぶつかりました。同様に人差し指の先端、手首の側面、と各頂点に点を打っていき、それぞれの位置関係を確認していきます。その際に､先ほどのガイド線（格子）が役に立ちます。**ガイドの線を見ながら形（輪郭）を点で捉えることにより、“形”のズレを最小限に留めることができます**。

Point

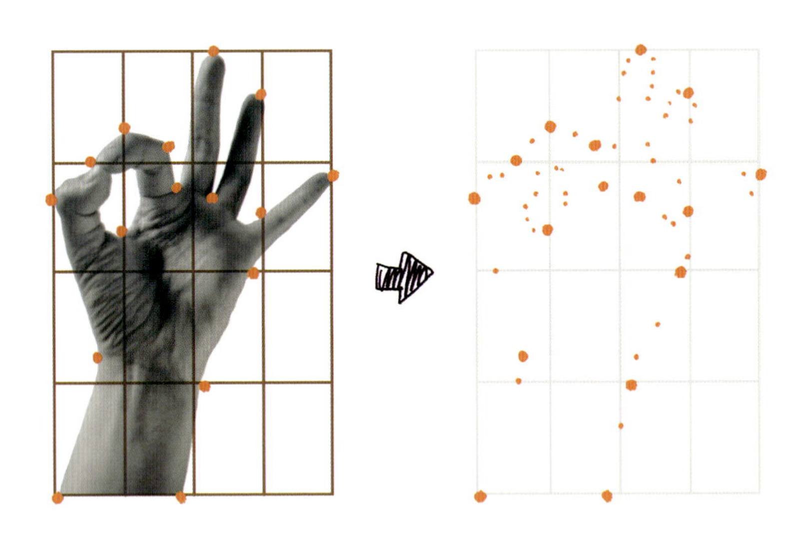

点は細かく打てば打つほどズレを防ぐことができます

ガイドを使った対象の捉え方は美術の領域でも用いられる手法で、対象（モチーフ）に四角形とガイドを当てはめるためのデスケールというツールが存在します。ガイドの線が細かいものから、粗いものまで様々ですが、このデスケールを覗きながらモチーフを捉えることで、“形”のズレを最小限にする効果があります。

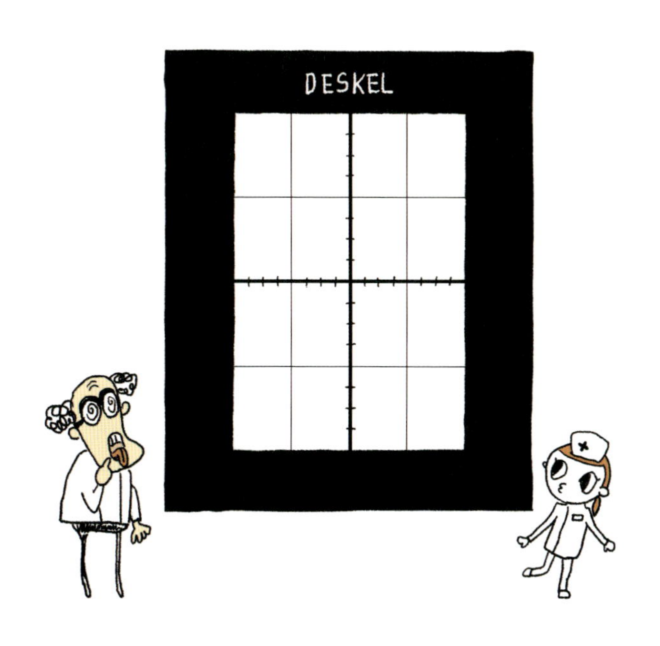




### 手順④ 点と点を線で繋ぐ

“形”を捉えるのに必要十分な点を打ったら、次はその点と点どうしを結んでいく作業です。こちらも、Case 1で幾何形体をなめらかな曲線に直していったのと同様に、最初は少しカクカクとした線のつなぎを、元の表情を確認しながらなめらかなアウトラインに仕上げていきます。

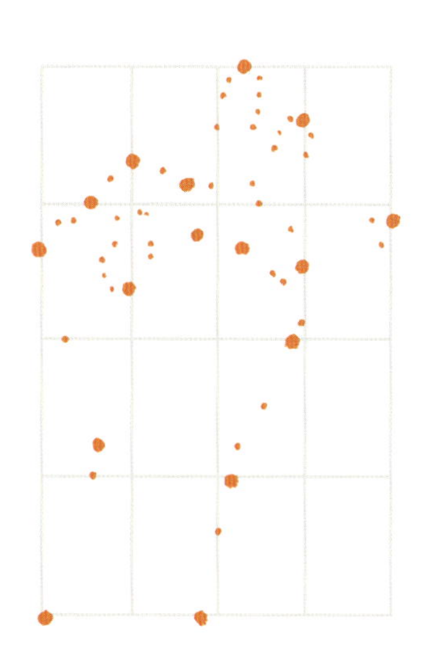

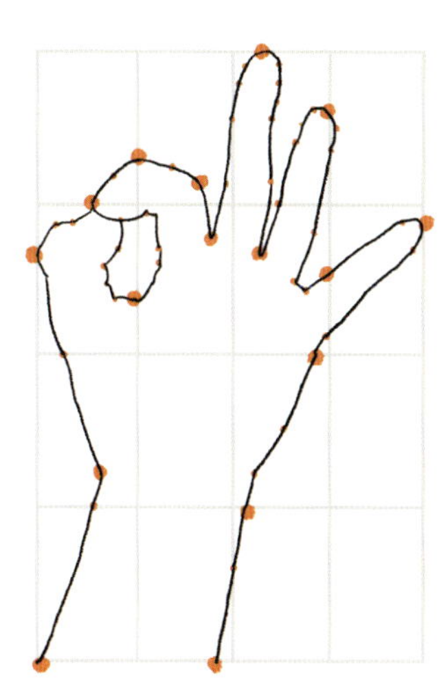

このような手順を踏むことで、複雑な“形”のアウトラインを簡単にとることができます。この技術を使えば、例えば、複雑な表情を見せる関節リウマチの患者さんの手の様子や、足や顔に特徴的な症状が現れる疾患の表情を捉えることも可能です。

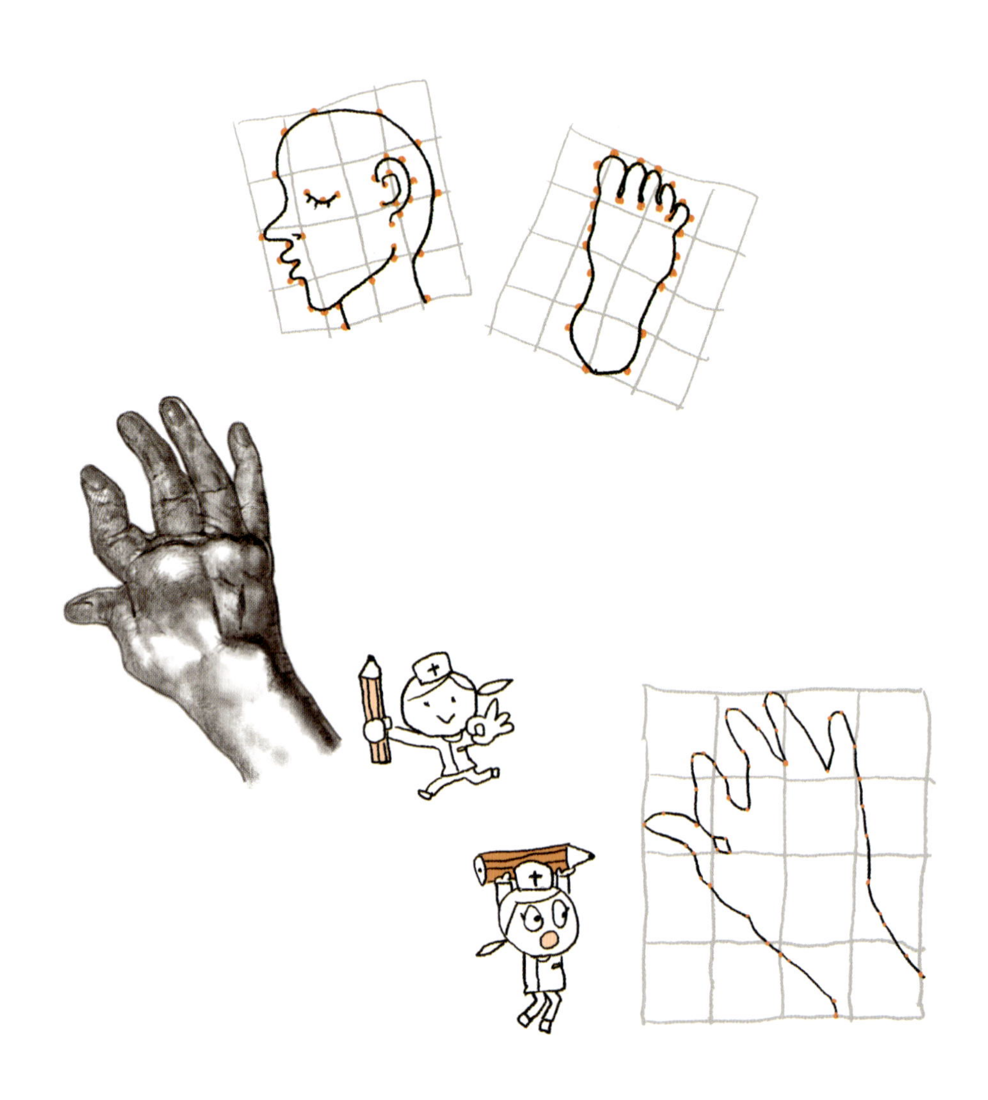

イラストのようなリウマチ患者さんの手の様子も捉えることができるでしょう

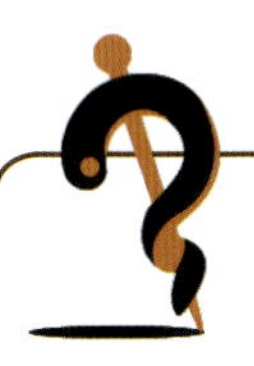

## 顔を捉える Tips

顔の表情を捉えるときには、似せよう、似せようという心理が働きやすいですが、その意識をいったん捨てることが重要になります。一般的な似顔絵は、その人がもつ特徴をデフォルメし、誇張する手法を用いて描かれている場合が多いのです。つまり、私たちが「似ている」と思うことと、「正確に"形"を捉えられている」こととは、必ずしもイコールでありません。医療現場のコミュニケーションは、まず正確であることが第一義です。"形（器）"があってこそ、その表面に"色（模様や表情）"を施せることを念頭に、顔を描く際もまずは点を用いてアウトラインを捉えていくことから始めましょう。

## チュートリアル

グリッドを用いて、点で"形"を捉えてみましょう。モチーフは、イタリア、ルネサンス時代の画家、ミケランジェロ（1475-1564）が描いた『アダムの創造』です。

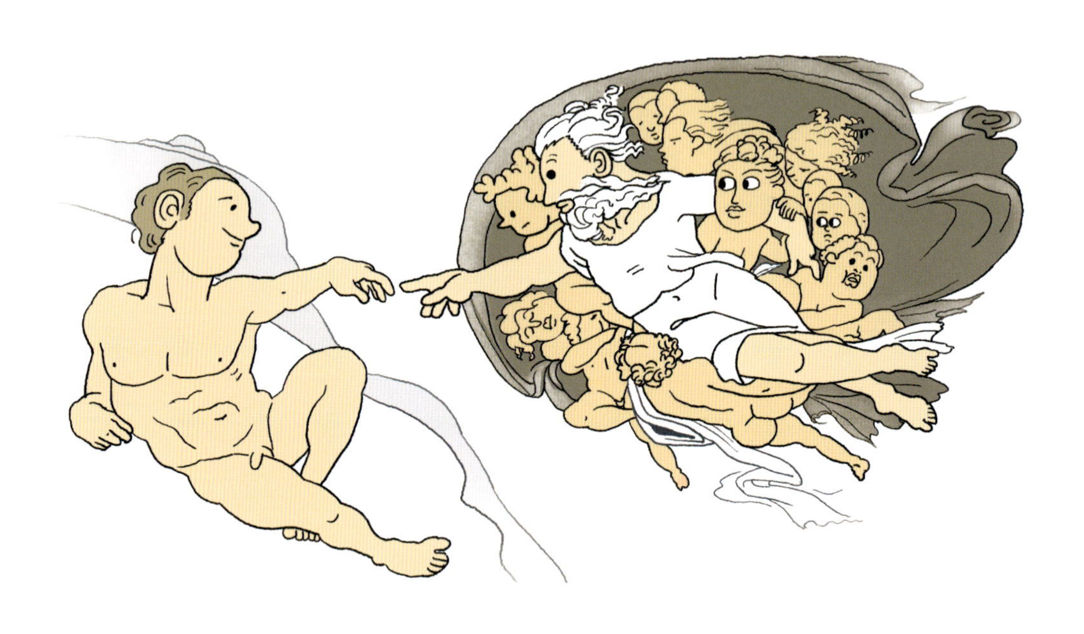

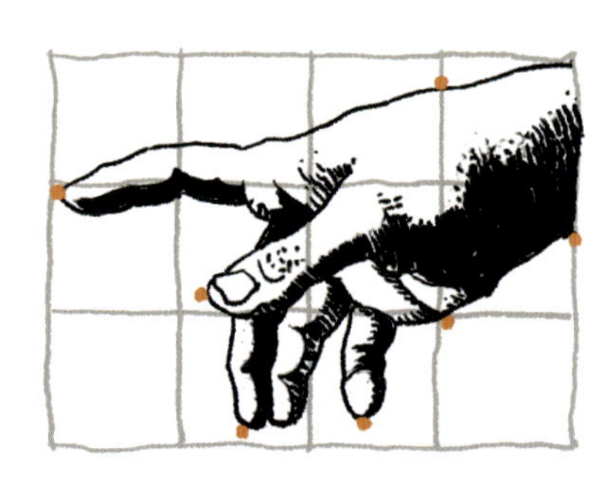

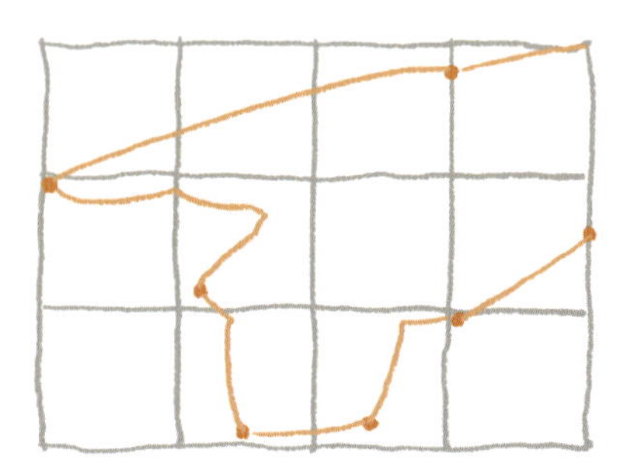

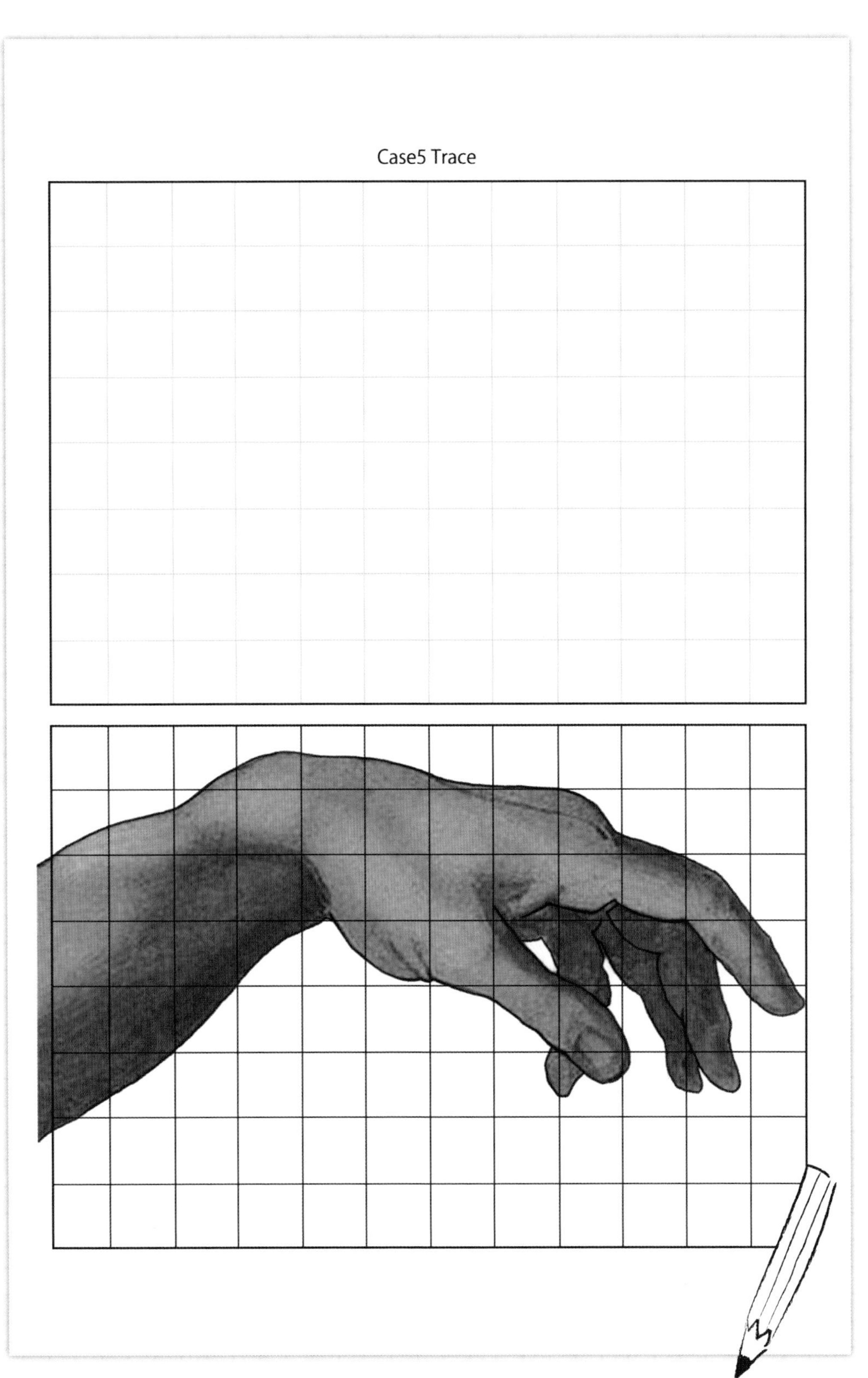
Case5 Trace

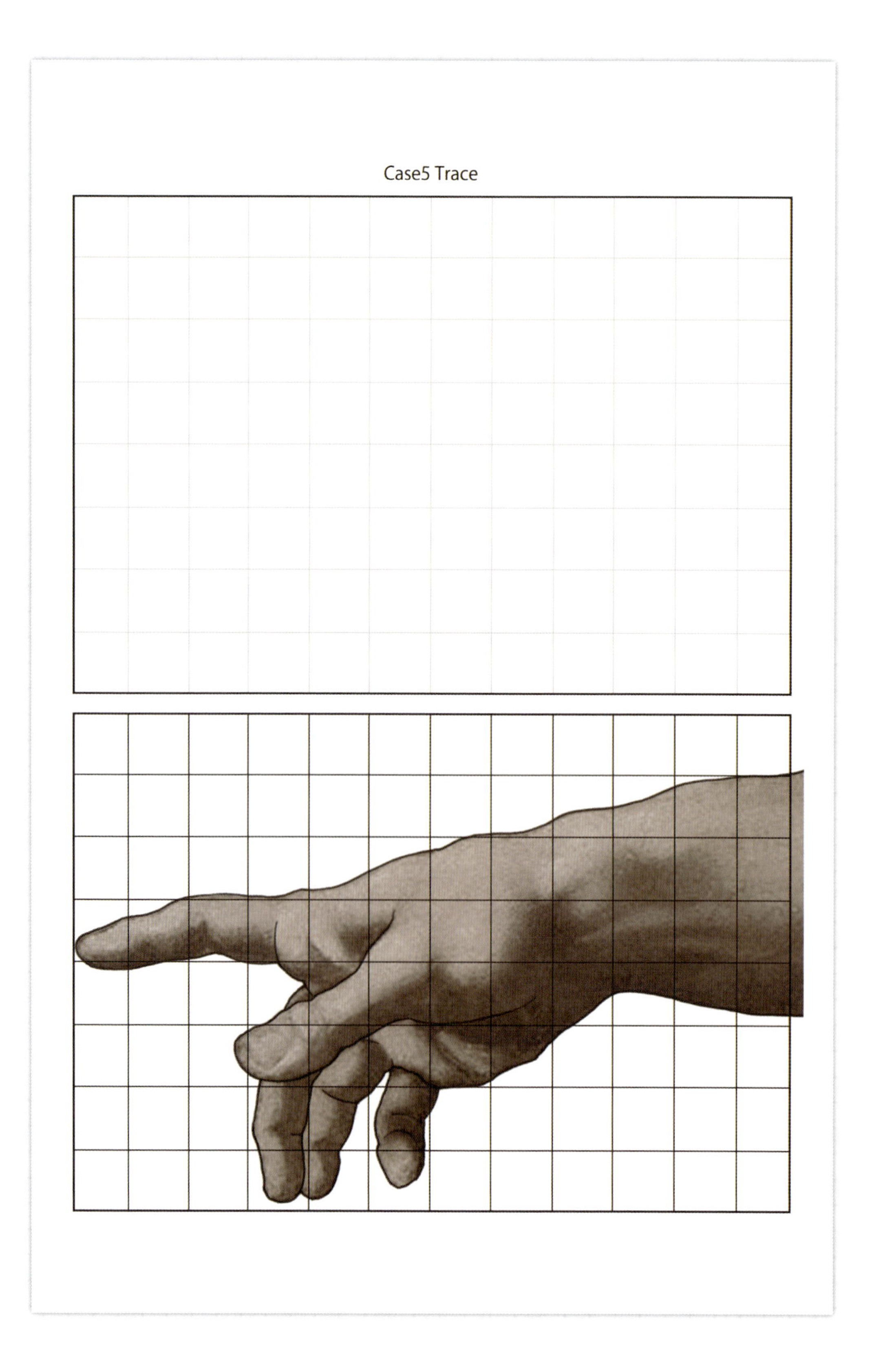
Case5 Trace

## Part3 Case6

# 臓器・皮膚

### 質感を捉える

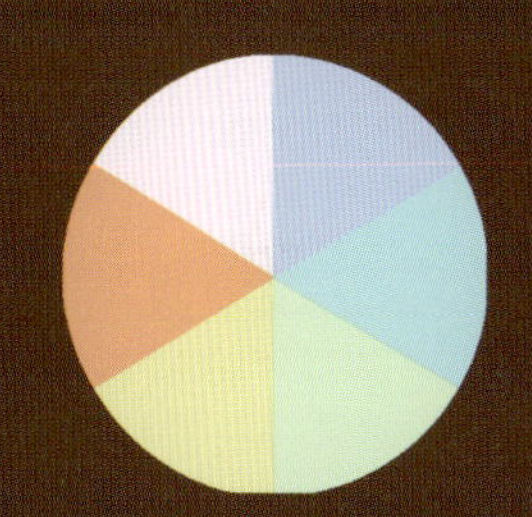

Case 5までは主に“形”に対して重点的に解説をしてきましたが、Case 6では“色”の配色の仕方、特に質感をどのように捉えるかについて技術を掘り下げます。
対象固有の色彩を再現することは簡単にできますが、その対象がもつ質感、例えば光の反射具合や、表面のざらつき具合などは、ただ配色をするだけでは表現できません。ここでは臓器や皮膚を題材に、色彩による印象の違いや、光の当たり方に焦点を当て、より完成度の高いイラストにするためのTipsを解説していきます。

Point

# イラストレーションのポイント

- 影を捉えるだけでなく、光を強調し表現することで、より対象を写実的に表現することができます。
- 白い色鉛筆で塗る、または消しゴムで消して白い面をつくるなど、光を表現する方法は様々です。
- 青などの寒色は冷たさ、赤などの暖色は暖かさなど、色彩の違いから異なる印象を与えることができます。

Case 6では、イラストの“色・形・質”のうちの“色”に関する技術を深めていきます。Case 2では影の捉え方について提示しましたが、ここでは影だけではなく、あえて“光”を強調させることで、対象の質感をより際立たせる技術を解説していきます。また、表面の様子（つるっとしている、光が多く反射する, etc.）など、“光”を的確に捉えることで伝わりやすくなる情報もあります。影の反対側に隠れてしまっていた“光”にあらためて焦点を当て、その活用の仕方を見ていきましょう。

また、質感を捉えるもう1つの手段として、色彩の活用が挙げられます。目的に合わせた配色をすることで、見る方がイラストから受け取る印象が変化する点を解説していきます。

ここまでは“色”、すなわち“形（器）”の表面に施す装飾に関する技術の解説をあまりしてきませんでしたが、Case 6の技術を習得いただけば、情報に“色”をのせて、より描写量（情報量）の多いものにできるはずです。

## 光を捉える

“影”を捉える際には、鉛筆やペン、マーカーを用いて、面をつくるのだと述べました。では、“光”はどのような道具を使用して、どういった捉え方をすればいいのでしょうか。以下に解説していきます。

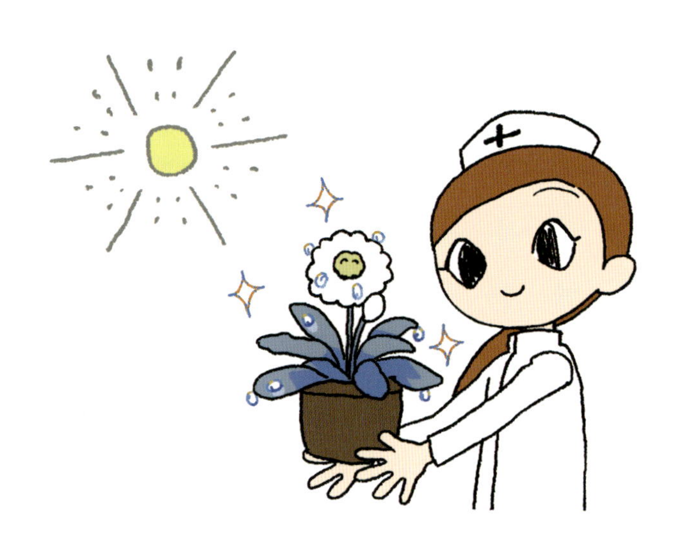

水滴も光の具合によって見える色が異なりますね

前提として、“光”はイラストに後から描き加えるものです。そのためには白い色面をつくる必要があります。しかし、おそらく多くの方が白い紙に黒の鉛筆、ペンを使っているため、紙の“白”は最初にあるもので、むしろイラストを描き進めるにしたがって失われていくものであり、白い色面をつくるとはどのような技術なのか？ と疑問に思うかもしれません。ここでは、白い色鉛筆や、白いマーカー、または消しゴムなどを用いて、光の白をつくりだしていきます。

今回は胃を例に、つるっとした質感を光によって捉えてみましょう。

## 1. 鉛筆を用いる場合

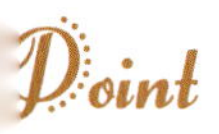

全体を鉛筆で薄く着色し、さらに濃い濃度で影を加えた後に**消しゴムを使って表面に白色を入れ、光をつくっていきます**。

通常の消しゴムでも OK ですが、細かく色を消して光を入れたい場合は、好みの形に変形可能な練り消しが有効です。

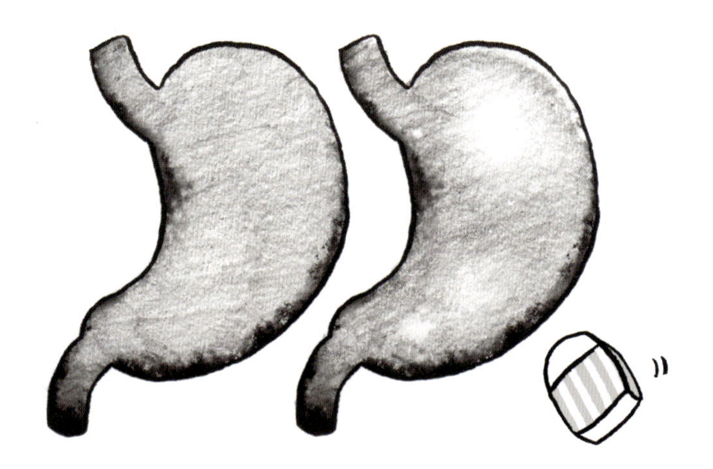

## 2. 白色の画材を用いる場合

消しゴムではなく、白色の色鉛筆、白色のマーカーなど、画材を使うことでも白を強調することができます。画材を用いる利点は、カラーで色付けした後にも白で光を追加可能なことです。その時のイラストの用途によっても使い分けてみてください。ただ、画材によっても特性があり、少し上級者向けと言える要素も含みます。1つTipsを挙げれば、白色の色鉛筆を使用する場合は白が定着しにくいため、鋭利に削りすぎず芯の先端が丸みを帯びているくらいの方が使いやすい、などです。

では、実際に画材を使って光を捉えてみましょう。要領は消しゴムの際と同じです。“形”を捉え、影や模様をつけて彩色を終えた後に、白色の画材を使って白の光を描き入れていきます。

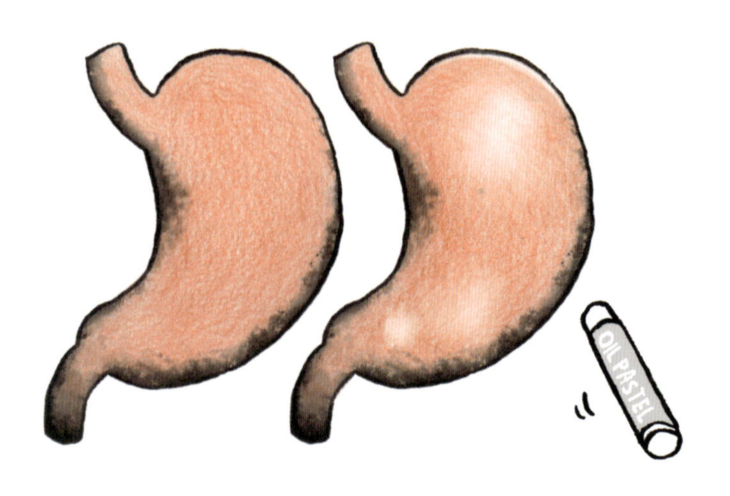

今回は胃を例に挙げましたが、濡れているものや、反射率の高い金属など、光を反射する質感をもつものについては、白で積極的に光を捉えることで、より対象を写実的に捉えた印象のイラストに近づきます。医療の現場では、医療器具などにも金属が用いられているため、白を有効に使う場面が多いと言えるでしょう。

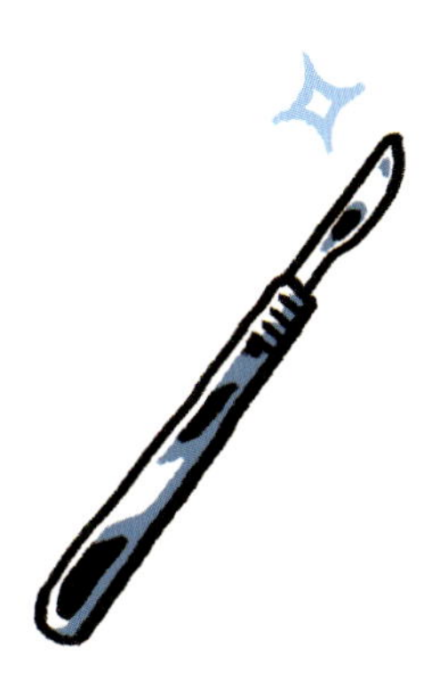

メスなど金属質のものは光の影響を強く受けます

また、上記で例に挙げた以外の対象に対して白色の光を描き足すと、通常よりもコントラストの強い、メリハリの効いたイラストが完成します。注目してほしい、特に目立たせたいイラストに対して使用すると、目に留まりやすくなり効果的かもしれません。ぜひ実践を通して、様々な光の白の活用方法を見つけてみてください。

## 3. 基本的な光の白の捉え方

光の白の描き方がわかったところで、次はどこにその白を捉えるかについて解説します。光が入る場所をしっかりと考えたうえで描かなければ、せっかくの情報が損なわれてしまうからです。肝臓を例に、捉え方のポイントを見ていきましょう。

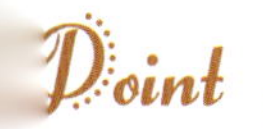

Case 2にて、**光の方向を想定してから影を捉えるとお伝えしましたが、光の白を捉える時も同じく、ポイントは光の方向です**。

例えば次ページの図のように、左上に光源があると想定しましょう。もっとも光が強く当たるのは、肝臓の左上の部分です。そして、そこを中心に対象の形に沿って光の白が強く見られるはずです。実作業では、左上で高さのある位置と、縁に沿った部分に光の面を捉えていきます。

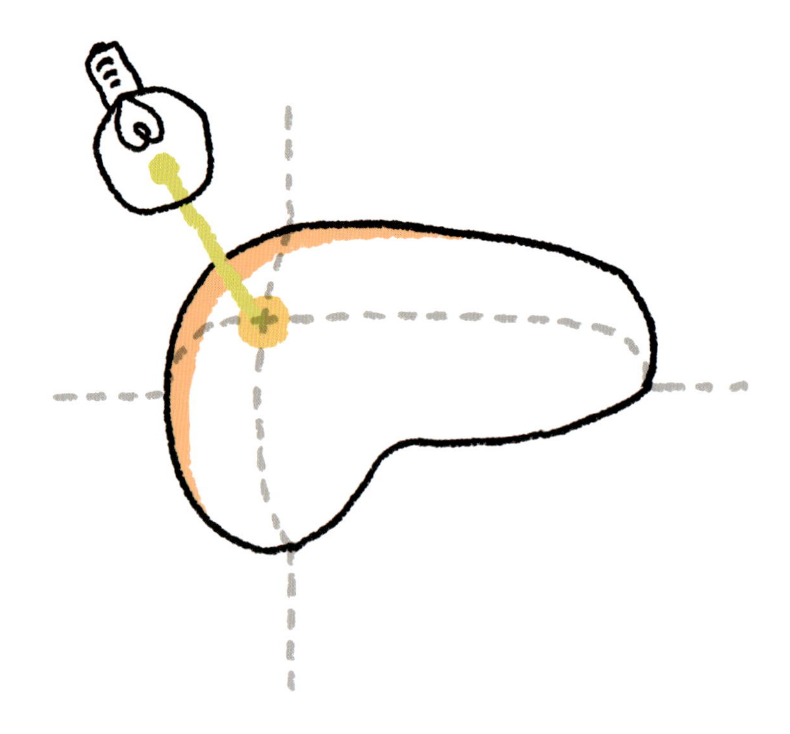

左上から光が当たった際の肝臓の様子

もちろん、光源に近いところだけでなく、光源から遠い箇所にも光は回り込みます。対象全体に光を入れる際は、対象の内側の縁をかたどるように捉えると、光を反射し、水気を帯びた質感を付加することができます。

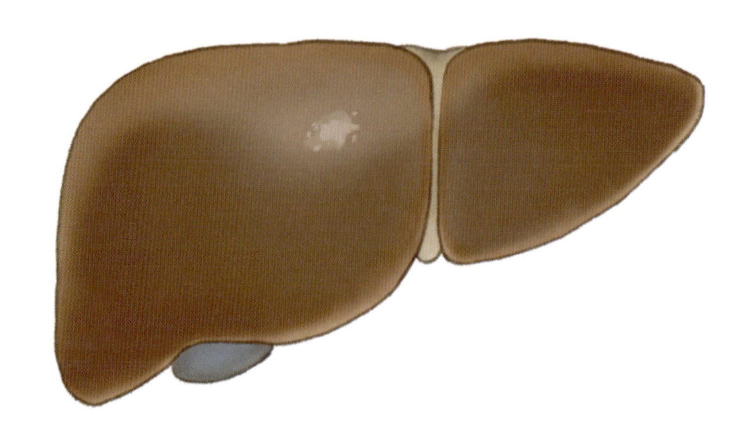

## 色を使って質感を捉える

質感を捉えることは、患者さんの（病気の）様子を表現することに繋がっていきます。例えば、皮膚疾患などは、皮膚の質感の違いが診断の情報としても重要です。光の白で質感を捉えるだけでなく、色を用いて、対象がもつ固有の質感を捉えてみましょう。

まず、あらためて質感とはどのようなものなのか、という点から考えていきましょう。質感とは､対象の個別性を強調するための情報の 1 つに該当します。“色･形･質”で言えば“色”に該当する箇所です。極端に言ってしまえば最悪なくても問題ない部分ではありますが、うまく活用することで、より詳細に対象を捉えることができます。Part 2 の Case 3 で示したグラスの例と同じです。

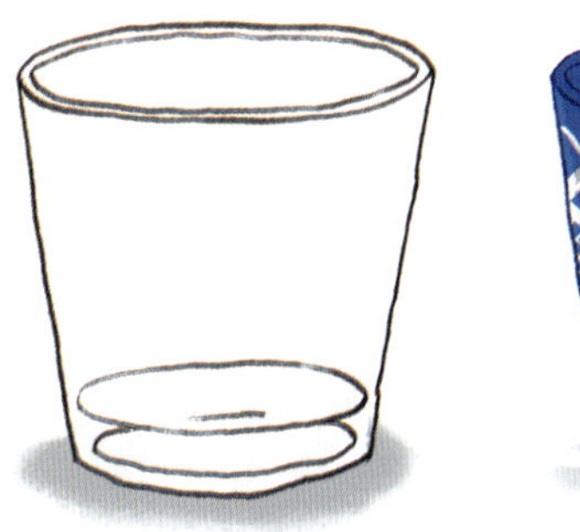

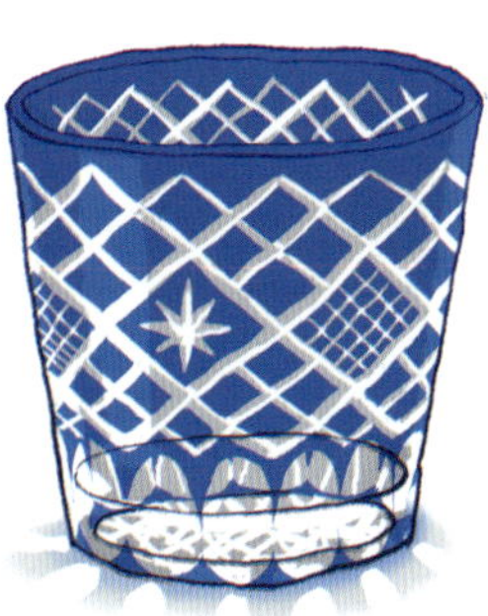

質感が表現されていない左側のイラストからは、“グラス”という必要最低限の情報を受け取ることができますが、右側のイラストからは“切子グラス”という、左側のグラスとは差別化された情報を受け取ることができます。

質感、すなわち“色”を“形”の表面に施すことで、より情報を明確化し、そして他者との差別化をはかれるようになります。ですが、“色”を多用することは、情報を多く付加することにもなるため、伝えたい情報に合わせて質感の施し具合も検討しなければいけません。

では、質感の重要性をあらためて理解したところで、実際に色を使って質感を捉える Tips を紹介します。

質感とは、対象の表面に見える情報と定義することもできます。皮膚であれば、細やかに現れる皮膚の起伏や、体表から観察される血管の様子などを描き入れていくことで、質感を捉えることが可能です。具体的には影をつけたり彩色したりすることで質感を再現できますが、アウトラインと光の設定がしっかりとしていないと質感として見えてこないため注意が必要です。

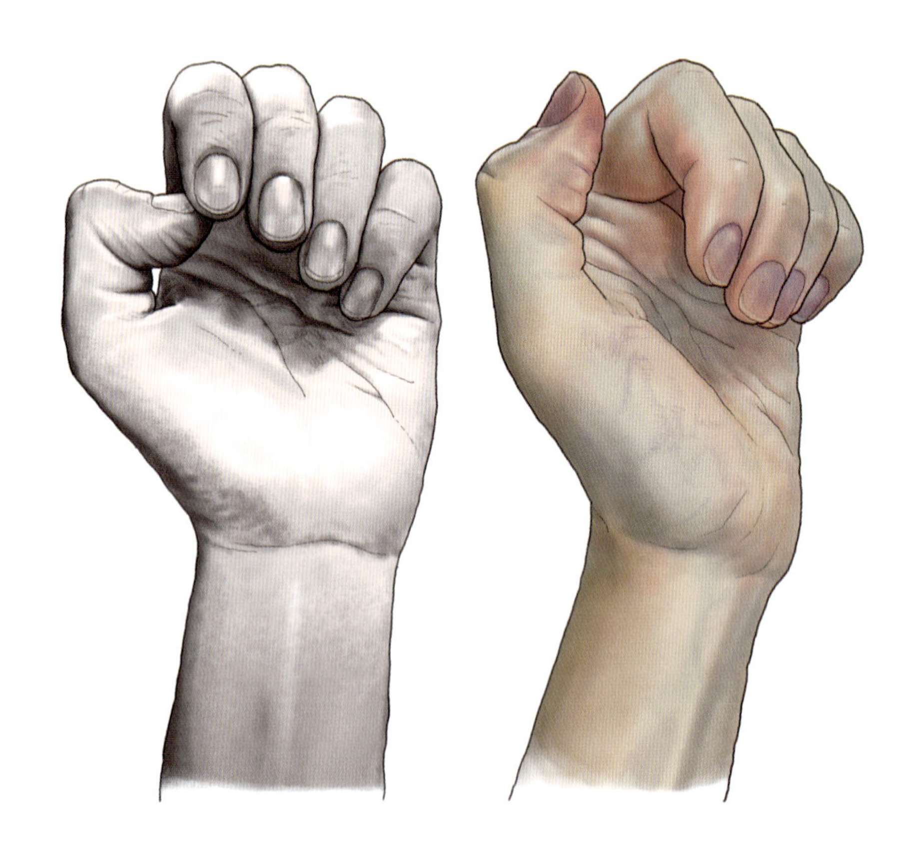

また、色の違いをうまく用いて、感覚的な印象を左右することも可能です。皮膚であれば、肌の色に近い赤やオレンジ、ピンクなどで質感を捉えることで、血色感のある健康的な印象に、青や青紫など肌とは対極にある色を用いることで、血色感がなく病的な印象の質感に仕上がります。これは、暖色と寒色による印象の違いをうまく使用したものです。暖色とは、赤や、ピンク、オレンジなど、赤みがあり、暖かみのある色のことを指し、寒色とは、青や青紫、青緑など、青みのある、冷たい印象をもつ色のことを指します。

さらに、彩度の高い色はより暖色・寒色の印象を強め、明度が高く明るい色には冷たい印象を、明度が低く暗い色には暖かみを感じる傾向もあると一般に言われて

**色と印象の基本的な関係**

| 暖色 | 健康的 | ⇔ | 病的 | 寒色 |
|---|---|---|---|---|
| 彩度 高<br>（はっきりした色） | 色の印象を<br>強める | ⇔ | 色の印象を<br>弱める | 彩度 低<br>（ぼんやりした色） |
| 明度 低<br>（暗い色） | 暖かい | ⇔ | 冷たい | 明度 高<br>（明るい色） |

います。下のイラストはどちらが健康そうに見えますか？ 色にも様々な要素があるため、その時の状況に応じて使い分けると、より情報がより伝わりやすくなります。

### チュートリアル

光の白を、幾何形体上で捉えてみましょう。光が強い場合、弱い場合、様々な状況を想定し、質感の違いを表現してみましょう。

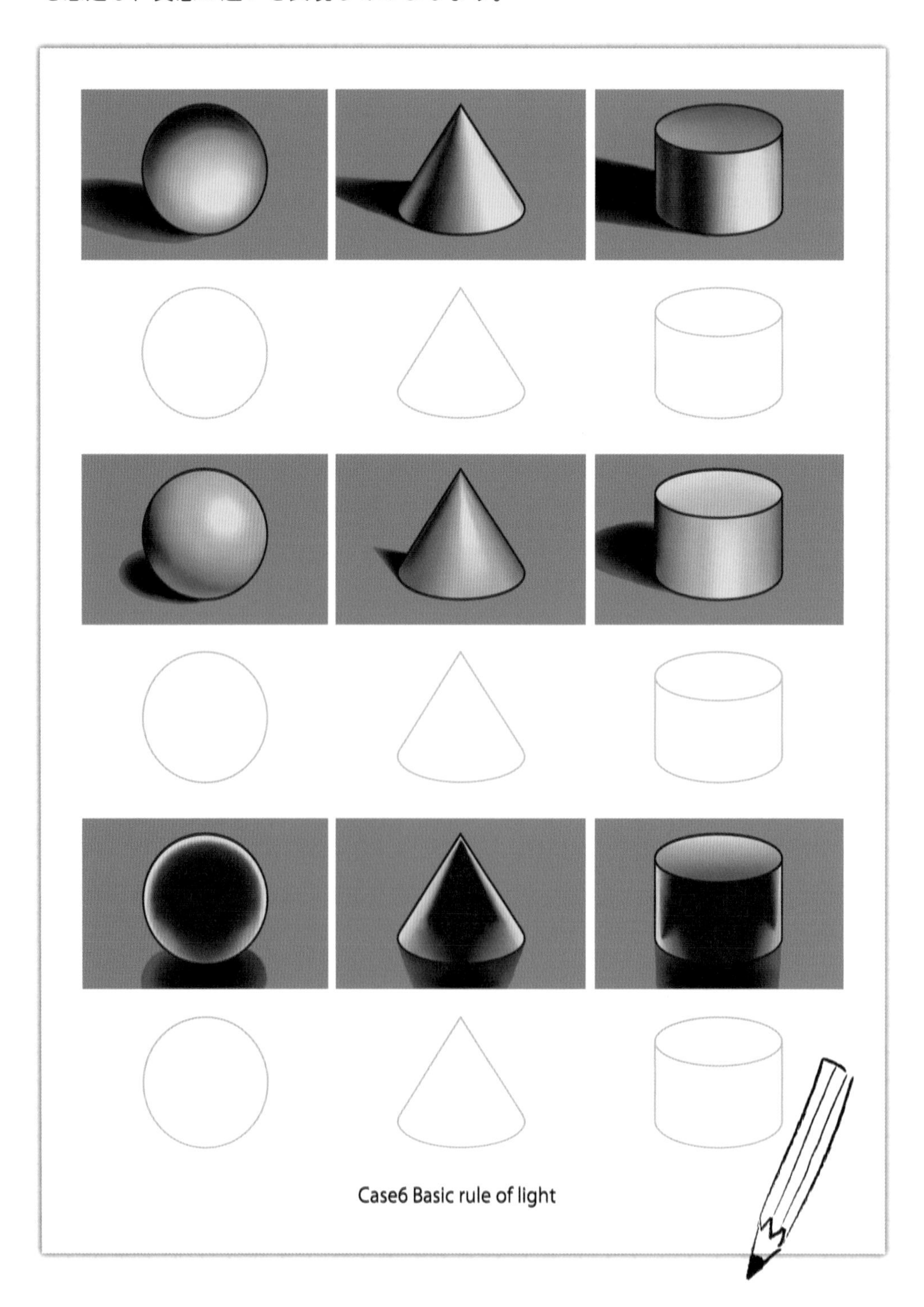

# Part3 Case7

# 様々な応用事例

## Case 1～6の技術を組み合わせて より高次の情報を捉える

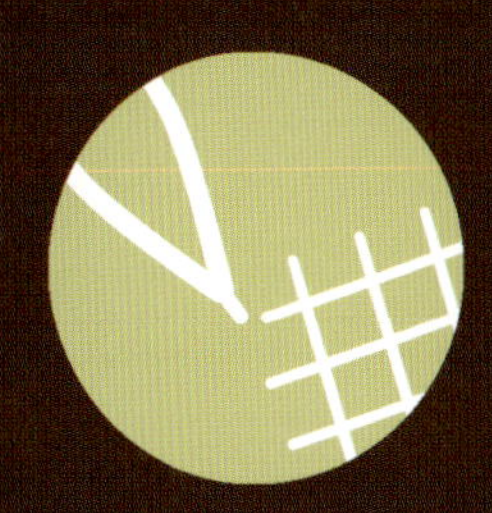

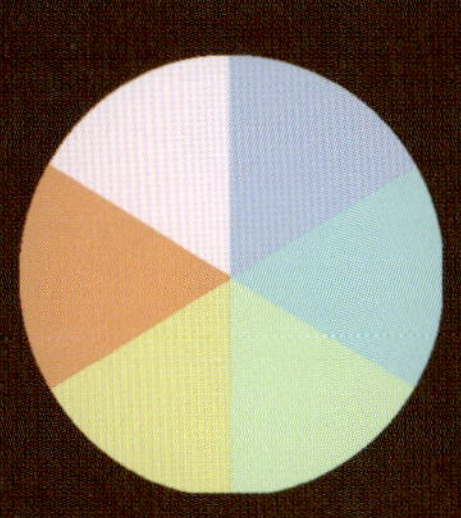

Case 7では、Case 1から6までに提示してきた表現方法を用いて、筆者が実際の医療現場で使用した事例をもとに、どのようなプロセスを辿ってイラストができていくのかを提示し、その過程を解説していきます。
Case 7で提示するものはあくまで例であって、伝えるべき情報や、伝えたい相手によっても、描き方が異なってきます。自分が描くときにはどういう捉え方をするのか、例をもとに考えてみましょう。

Point

# イラストレーションのポイント

- Case 1 から Case 6 で扱った技術をすべて使用してイラストを作成します。
- 伝えたい情報とそうでない情報の描き分けに注目します。
- 色の使い方にどのような意図があるかも確認してください。

本書の総まとめに、これまでに筆者がCase 1から6で提示した技術を活用して、実際に医療の現場で使用したメディカルイラストレーションをもとに、どのようなプロセスで作成されたのかを、フレームワークに当てはめて丁寧に解説していきます。

実際の現場で扱う情報は、複雑であり、患者さんそれぞれによっても状況が大きく異なります。目の前にある情報はどのようなもので、そのなかから誰に対してどのような点を伝えたいのかを十分に考えることが重要です。さらに、色や形、描写量など、どのような表現をすればより相手に伝わりやすくなるのかを、じっくり考える必要があります。

Part 1でも提示したように、描き方によって、相手への伝わり方も変化します。解説を見ながら、例えば別の対象に伝える場合はもっと違う表現かもしれない、ここをこうしたらより良いイラストになるのではないかと、考えてみてください。イラストは、実際に手を動かし描いている時ではなく、どのように描こうかと、頭の中で考えている際に上達していると言われます。Case 7での取り組みは、イラストの上達の一歩に繋がっていくでしょう。

## 手の切断 - 縫合事例～情報量の調整

右ページのイラストは、不慮の事故により手を切断されてしまった方の、縫合手術の様子を描いたイラストです。このイラストは、"手術手技"の内容を論文化し、同じ医療従事者の人々へ発信するための情報伝達ツールとして作成されたもので、神経をどのように縫合したのかを提示することを1番の目的としました。

神経の情報が、他の部位の情報に比べてどれくらい強調されているのか、表現の違いや配色の仕方がどのように異なっているのかを、見ていきましょう。

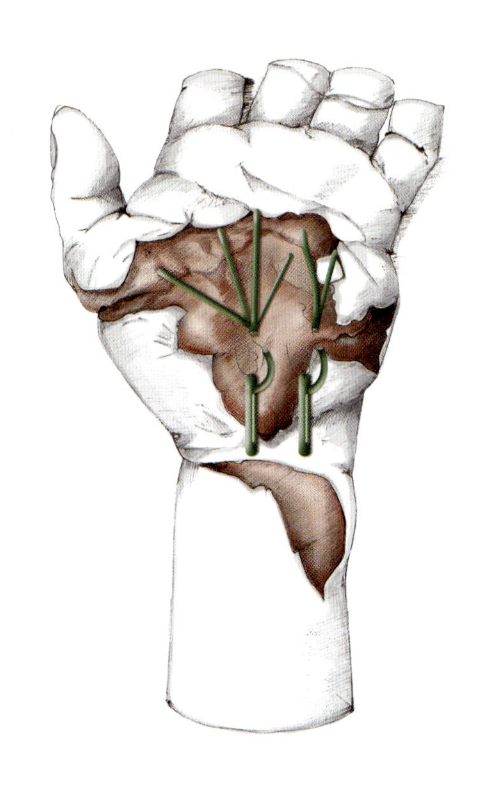

## フレームワーク

**イラスト化するのはどのような情報ですか**

・手を切断してしまった方の切断部の縫合手術の情報

・切断された部分の神経を的確に縫合することで、以前と同様に自由に指を動かすことができる

・肉眼で視覚することが可能（一部詳細は拡大が必要）

・対象は実在するもの

**主に何をイラストで伝えたいですか**

・どのように神経を縫合したのか

**誰に伝えるためのイラストですか**

・医療従事者、同じ専門の医師

**どのような媒体でイラストを使用しますか**

・論文での figure としての活用（紙、オンライン上）

**色は使用しますか**

・フルカラー使用

**表現量**

・Mix（一部写実的、一部模式的）

## ポイント1. 不必要な情報は削る

論文で使用することが目的でしたので、論文の内容を邪魔しない大きさ、情報量が望ましいです。特に、フォーカスするべきなのは、切断されてしまった手のひらの部分です。それ以外の情報は極力描写をしない、省くことも重要になってきます。そのため、**アウトラインをとる段階で、手術の内容とはあまり関係がない指の情報や、手首の情報の一部をカットすることがポイントです**。

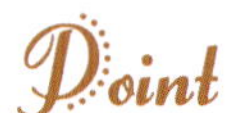


左図では削除した情報を灰色で、右図では採用した情報を青色で、わかりやすく色分けして示しました

手はCase 5でも扱ったように、少しアウトラインをとるのが難しい箇所ですが、今回はすべて円柱が組み合わさっていると捉えると、簡単に形が浮かび上がってくるはずです。

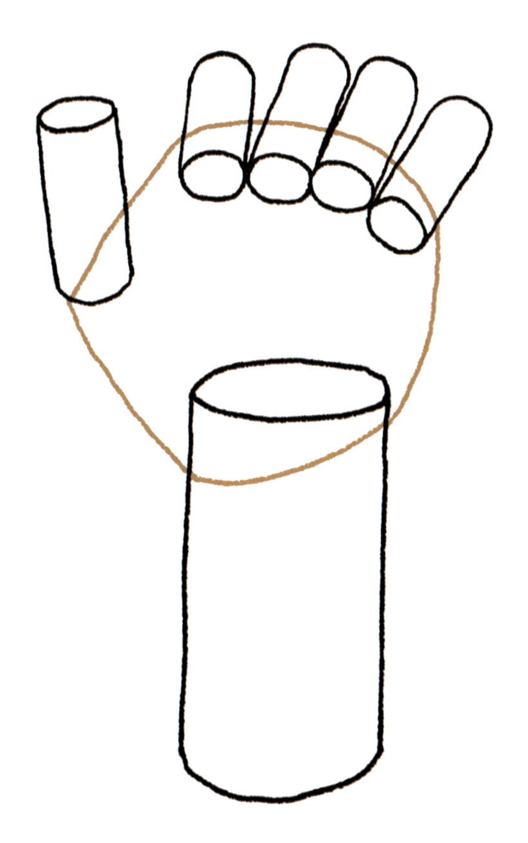

大まかに分けると、７つの幾何形体によって構成されていることがわかります

## ポイント 2. 色を使い分ける

アウトラインをとった次に、情報量を決めていきます。

このイラストでもっとも伝えたいのは"神経をどのように縫合したか"という点ですが、伝えたい神経の部分は、切断された手に比べて大きさがとても小さいため、描写の量と色で工夫をすることが重要です。

手は元々、動きが多く表情が多い（手相などもある）ため、その表情を描き加えても耐えうるだけの器が必要です。そのため、情報量の多い写実的な方法で全体を描写しています。一方で、**情報が沢山ある状態のなかで埋もれてしまわないように、神経の部分はあえて模式的に捉えることで、対比をさせ、目立たせるようにしています。**

Point

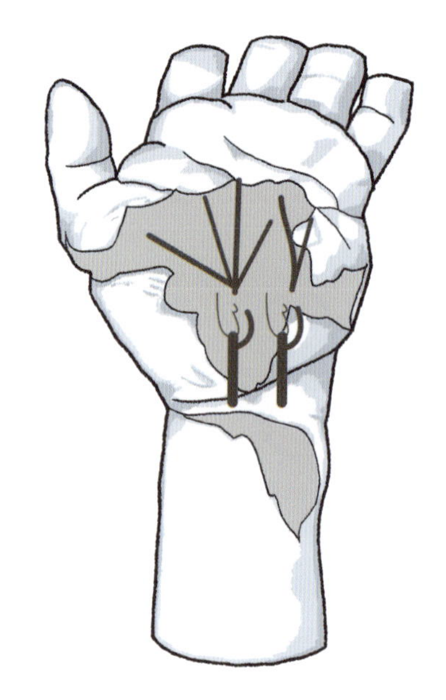

影はあえて、薄い水色でつけることで手の印象を強すぎずに描写しています

118 ページの図では手の大きさに比べて、面積が小さい血管と神経の部分を目立たせるために、手への配色はほとんど行わず、血管と神経が描かれる切断部には少し明度の低い赤を、そして神経部分には明度の高い緑色を用いています。

彩度の高低によるコントラストだけでなく、赤と緑は補色の関係にあり、お互いの色の鮮やかさを強調し合い、引き立てあう配色になっています。**通常、解剖図では黄色を用いて配色されることが多いですが、あえての緑色は、より神経を目立たせる効果を狙っています**。

Point

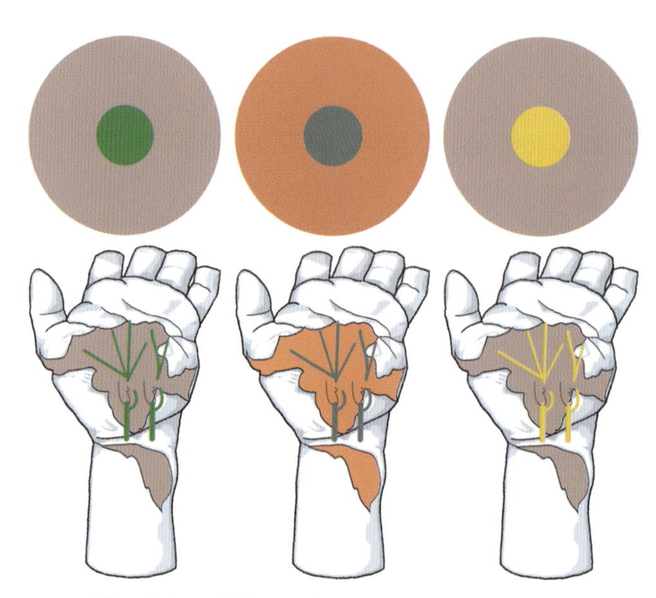

配色の仕方で、情報の見え方や目立ち方も異なってきます。

## 血管走行の事例～複数の情報の重なり

次のイラストは、胸部の動脈の位置を示した図になります。こちらは学会で発表する資料として、医療従事者どうしに伝える際に使用されたものです。

最も伝えたい情報は、筋肉や骨格の様子ではなく、動脈の走行がどのようになっているのかという点です。鎖骨の下を通る鎖骨下動脈から、胸部へはどのように伸びているか、また大胸筋の下を走る血管の情報と、上を走っている情報を描き分ける必要があります。

先ほどの手の切断と同様、血管だけではなく、他の情報をどのように捉えるべきかを整理していくことが重要になります。

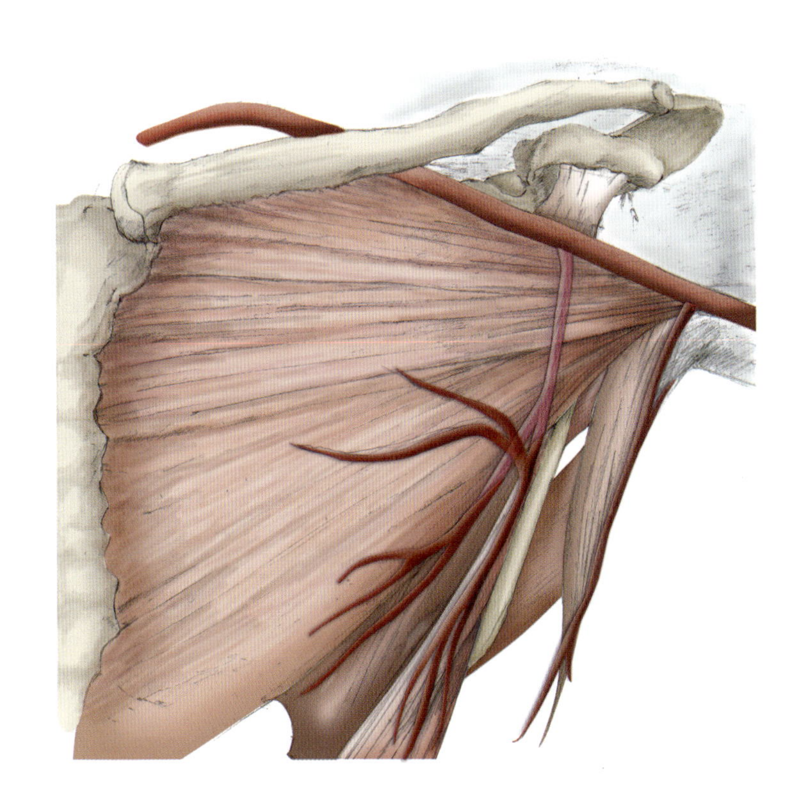

配色の仕方で、情報の見え方や目立ち方も異なってきます

## フレームワーク

**イラスト化するのはどのような情報ですか**

・鎖骨下に走る鎖骨下動脈が、どのように胸部まで枝を伸ばしているのか

・肉眼で視覚することが可能（一部詳細は拡大が必要）

・対象は実在するもの

**主に何をイラストで伝えたいですか**

・血管の走行

**誰に伝えるためのイラストですか**

・医療従事者、同じ専門の医師

**どのような媒体でイラストを使用しますか**

・学会の発表資料として使用（スライド投影）

**色は使用しますか**

・フルカラー使用

**表現量**

・Mix（一部写実的、一部模式的）

## ポイント 1．血管が走行する部分の身体の情報を捉える

血管の走行の情報だけを切り取って提示するのが、主題を伝えるという観点では一番近道な方法です。しかし、周辺の情報なしに血管と筋肉や骨との位置関係を把握するのは、たとえ医療従事者であっても困難でしょう。そのため、鎖骨下を通ることを表すため鎖骨を、大胸筋の上部・下部を走行することを表すため大胸筋を、捉えるべき情報として加えました。また、鎖骨と大胸筋の位置関係を示すため胸骨を、そして鎖骨の先に腕の一部を捉えるようにしました。

Point

一見情報が多いのでは？ と思われるかも知れませんが、**身体内部の複雑な情報を伝える場合には、周辺の必要な情報を捉えることで、より明確に位置関係などがはっきりすることがあるのです**。

## ポイント 2. 血管の描き分け

大まかに全体のアウトラインを捉えたら、まずは血管以外の情報に配色を行います。今回は、動脈が大胸筋の上部と下部に走行している様子を描きたいのですが、通常、筋肉も動脈も赤色を用いて表現されることがほとんどです。赤色同士でメリハリをつけるために、筋肉は少し描写量を多くし、一方で血管は描写をせず模式的に描くことで、対比させています。

さらに配色は、動脈部分を目立たせるため、彩度が強く明度が低めの色味の強い赤色を、一方で他の情報は色味の薄い淡い色を用いることで、自然と対比関係ができるようになっています。

また、大胸筋上部と下部の描き分けを、血管の色の明度を変化させることで表現しています。大胸筋の下部にある血管に、もとの血管よりも明度の強い色を用いることで、他の部分の薄い淡い色と同化したような表現になります。**血管の色が、上部に位置する筋肉の色と同化することによって、筋肉が上部にあり、その下に血管が走行しているという印象を生み出しやすくなる**のです。

Point

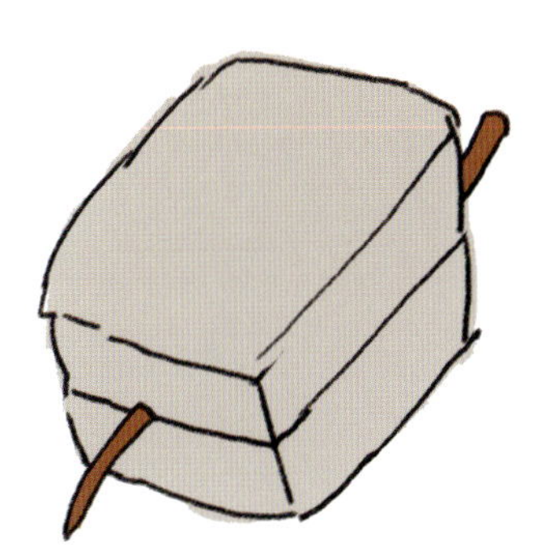

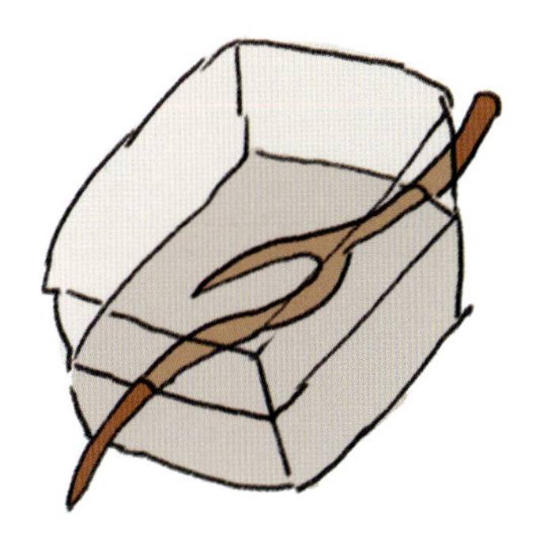

重なりを表現する配色（右）

## リンパ管走行の事例～より細やかな情報の取り扱い

最後のイラストは、全身のリンパ管の走行の様子を捉えたイラストです。この大きさで見ると、リンパ管の情報が細かく、幾何形体やガイドを使ってアウトラインを捉えるには限界を感じる……と思った方もいるかもしれません。

このように、細やかな情報を捉える際には、はじめから提示したい大きさで捉えるのではなく、全体の形を捉えた後に、それらを部分に分割して細部を捉えていくことがポイントになります。

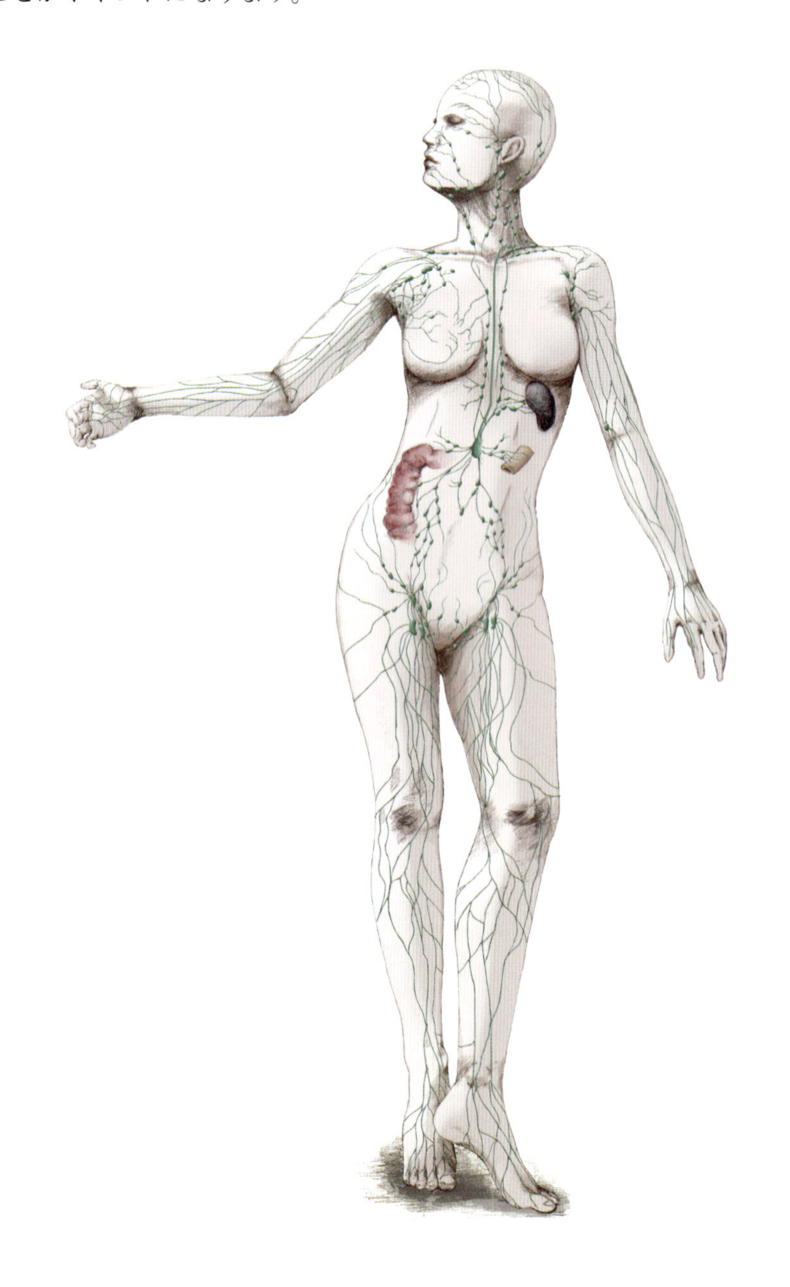

## フレームワーク

**イラスト化するのはどのような情報ですか**

・全身のリンパ管の走行経路、および、リンパ節の位置

・肉眼で視覚することが可能（一部詳細は拡大が必要）

・対象は実在するもの

**主に何をイラストで伝えたいですか**

・リンパ管の全身経路

**誰に伝えるためのイラストですか**

・患者さん

**どのような媒体でイラストを使用しますか**

・紙媒体

**色は使用しますか**

・フルカラー使用

**表現量**

・Mix（一部写実的、一部模式的）

## ポイント 1．身体部位の分割をする

このイラストは、患者さんに対して全身のリンパ管の走行経路、リンパ節の位置がどうなっているのかを把握してもらうことを目的に作成されています。リンパ管・リンパ節の情報はとても細かく、例えばA3の紙に全身像を描いたとしても、そのなかにすべてのリンパ管情報を詳細に描くのは細かい作業になるため、とても根気が必要です。

そこで作業しやすくするために、全身像をいくつかのパーツに分け、パーツを拡大することで、詳細なリンパ管・リンパ節の情報を捉えやすくしている点にポイントがあります。まずは、どのようなポーズで全身を描くかをアウトラインで大まかに定めます。その全身のアウトラインをいくつかのパーツ〔今回は、頭頸部、胸部、腰・臀部、上腕部（左右別）、前腕部（左右別）、脚（左右別）、足と10のパーツ〕に分けて作業を行いました。

パーツに分ける際には、アウトラインをスキャニングしてデジタルデータにして、パソコン上で作業を行うととてもスムーズです。スキャニングした全身像を、必要なパーツに分割し、パーツを1枚の紙面上に拡大して印刷します。印刷した各パーツの上に、リンパ管・リンパ節の情報を描き、再度スキャニングした後、パソコン上で彩色します。同様の作業をすべてのパーツに施した後、再度全身像としてパソコン上で構成します。拡大・縮小の比率を統一すれば、各パーツを簡単に再構成することが可能です。最終的に、最初に描いた全身像のアウトラインに当てはまるように組み立てていけば完成です。

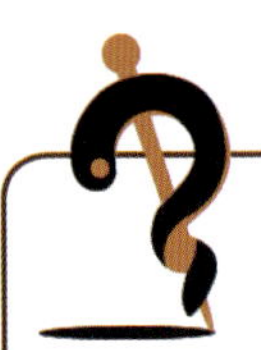

パソコンでの作業にはイラスト作成用のソフトを使用します。フリーのものから、プロが使用する有料のものまで様々な選択肢があるので、用途に合わせて活用することをお勧めします。今回の作業では、Adobe の Photoshop を活用しています。

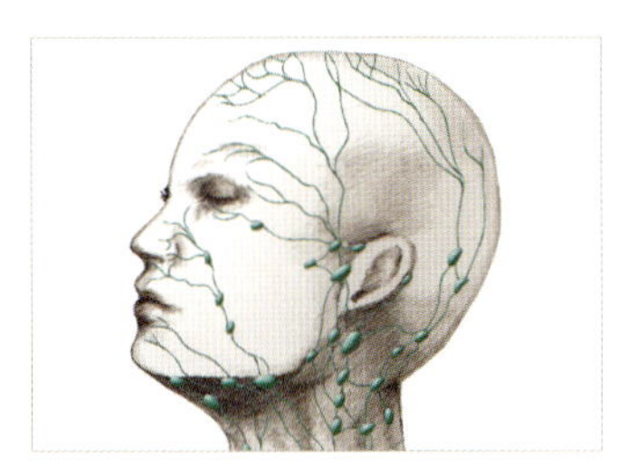

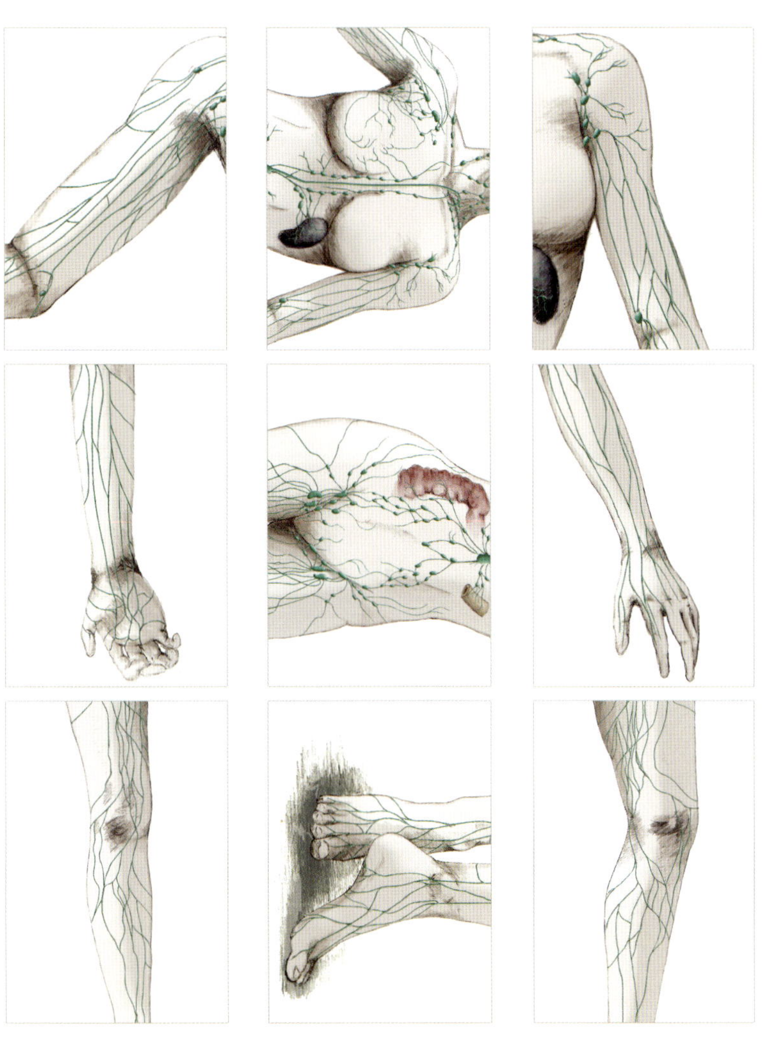

## ポイント 2. 情報の描き分けと、人の表情について

最も伝えたい情報はリンパ管の走行経路ですので、リンパ管が目立つように、身体の情報そのものにはあまり描写を行わず、配色も白に近い灰色にしました。この工夫は緑色で示したリンパ管を目立たせる役割をもっています。

下の拡大図を見るとわかりますが、**リンパ管とリンパ節には影と光の描写を行っています。描写する情報量を増やすことで、より身体全体からリンパ管を目立たせるための工夫です**。

Point

そして、全身像を描く際には必ず“顔”を捉える必要がありますが、医療の情報だから、悲しい表情であったり、無表情でなければいけないという決まりはありません。**特に患者さんを対象に作成するものであれば、患者さんの心配を取り除くためにも、笑顔で柔らかい表情にすることも１つの工夫と思われます**。表情１つとっても与える印象が微妙に違ってくるのはとても不思議です。

Point

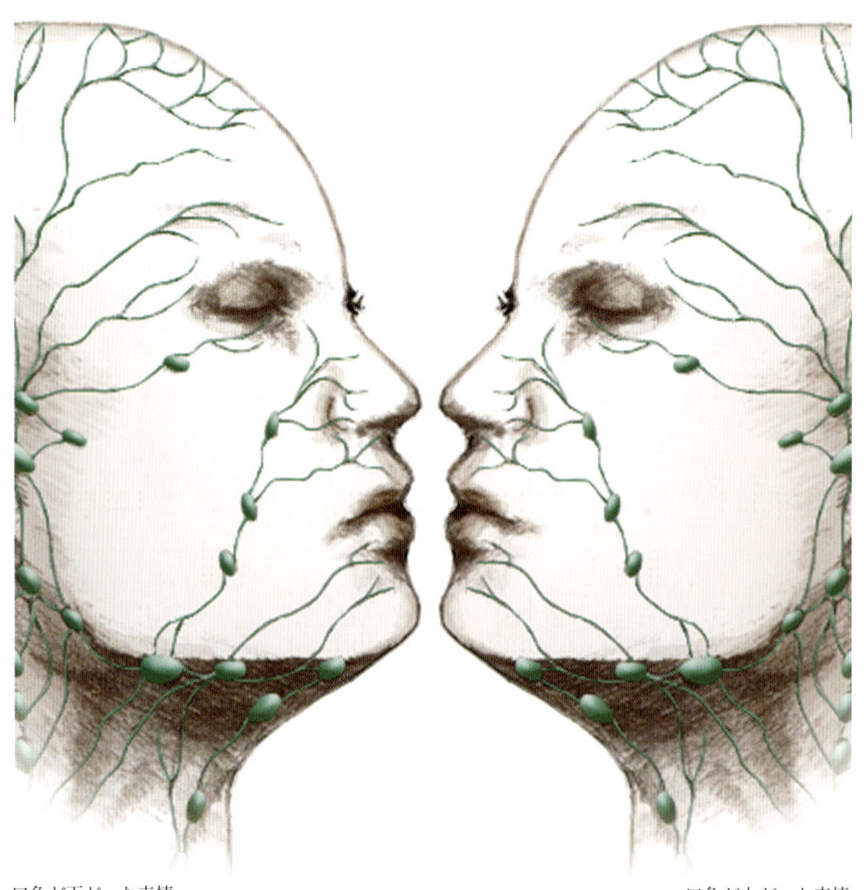

口角が下がった表情　　口角が上がった表情

このように、様々な情報に対して多角的なアプローチがあることを、Case 7から学んでいただけたのではないでしょうか。描き方、捉え方に正解はありません。どのようにしたら最も適切であろうか、しっかりと思考をしてイラスト化に挑戦してみましょう！

Part4 Appendix 1

# 幾何形体の捉え方

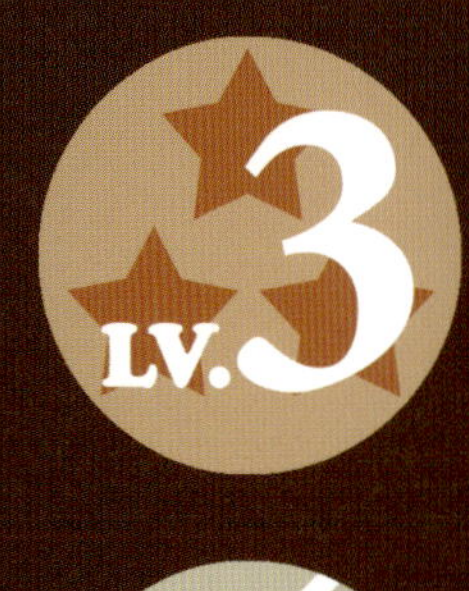


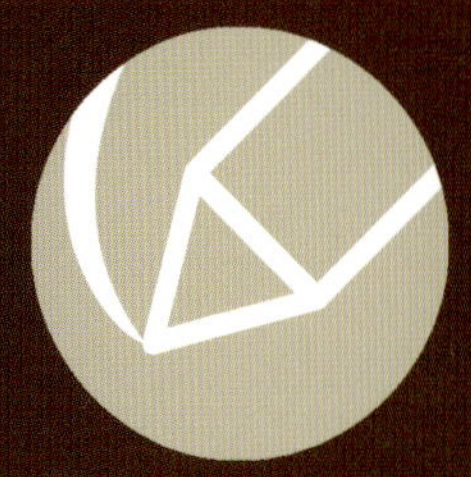

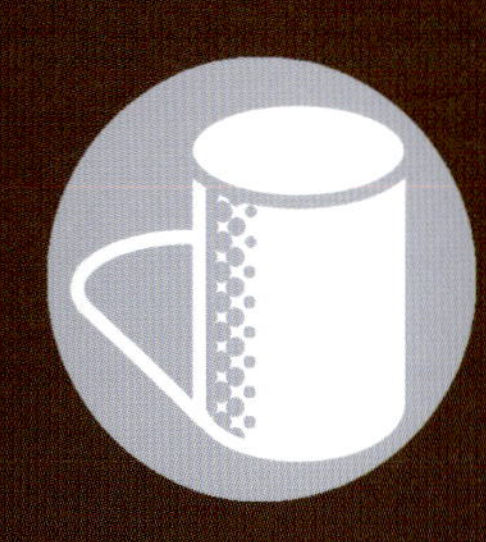

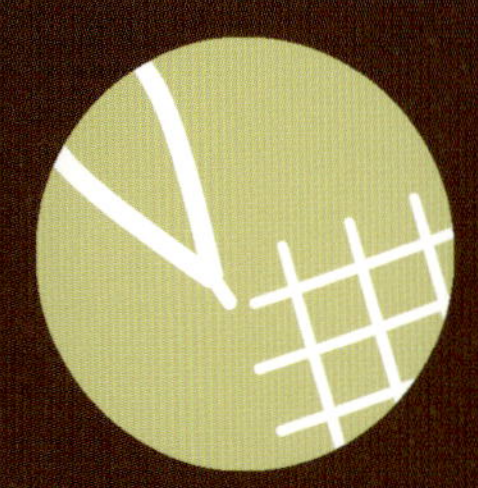

Case 1からCase 7にかけて、“幾何形体”という言葉を何度も使用していますが、幾何形体って何だ？ と思った方も、何となくイメージがついた方もいらっしゃるでしょう。

幾何形体は、イラストにおける基本的な形の捉え方、技術を習得するのに最も適した題材で、美術の領域では、デッサンの基礎として幾何形体を描くことが多々あります。幾何形体が描けるようになれば、どのような形状の対象が現れても対応可能になるのです。

ここでは、幾何形体の捉え方、描き方について解説をしていきます。

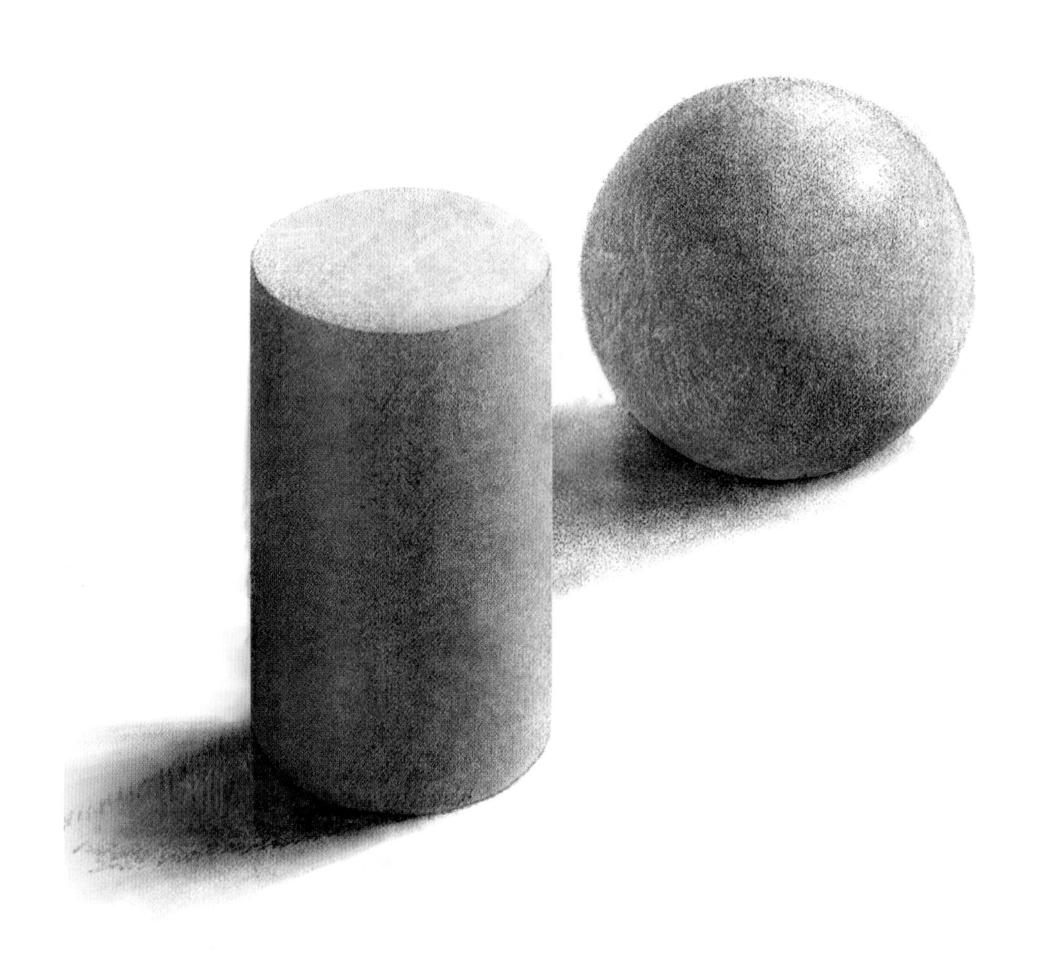

## 幾何形体の種類

美術で用いる幾何形体には一体どのようなものが該当するのでしょうか。例えば、球体や円柱は本文でも多く使われていましたが、その他にも立方体や円錐などが基本の形になります。なかでも、ここでは球体と円柱に焦点を当てて、その捉え方のポイントを覗いていきます。

## 球体の描き方

球体は、頭では容易に想像できるかもしれませんが、スポーツなどで使用するボールを除き、実は日常生活ではあまり見かけない形の１つです。そのため、どのように影を落とすのか少し把握しにくいかもしれませんが、重要な点を抑えれば、球体をしっかりと捉えることが可能です。

球体は、光の位置、光源をどこに置くのかという点が、特に重要になります。地球に朝と夜があるように、光が当たっている半球部分は明るく、当たっていない部分は暗く、またその中間を薄い影で表現しなければなりません。これだけ聞くととても難しそうですが、まずは小さな球体を描き、光源を設定し、簡単で構いませんので、影を描き入れてみましょう。徐々に球体を大きくし、より精密に球体の光と影を捉えることに挑戦してみてください。

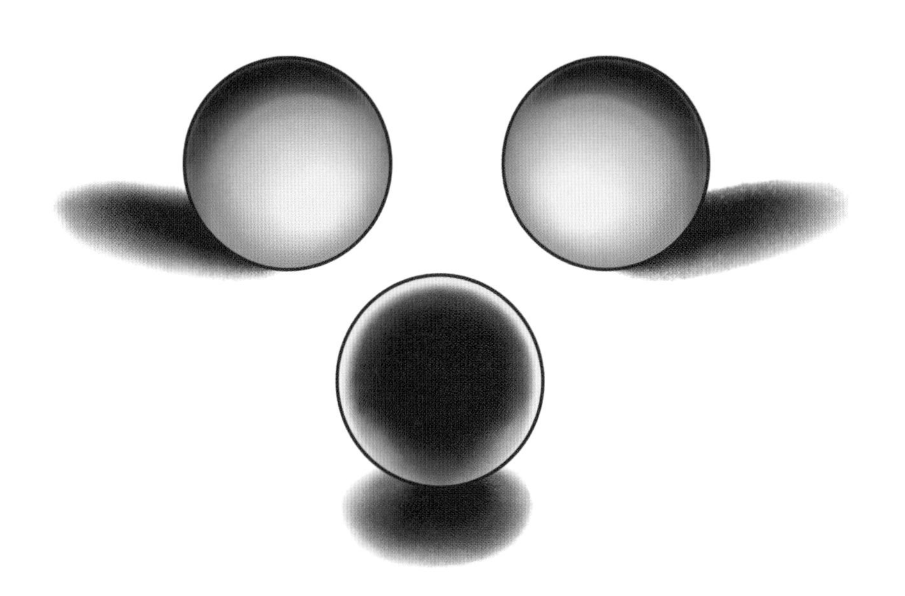

中心部に光源がある場合の、球体の光と影の様子

また、慣れてきたら、中間の影の色、グレートーンの練習も行うことで、より自然な明暗を描くことができるようになります。鉛筆を使って、どのようなグレートーンが作成できるのか試してみましょう。鉛筆の尖り具合や寝かせ方でも、色の出方が変わってくるので試してみてください。

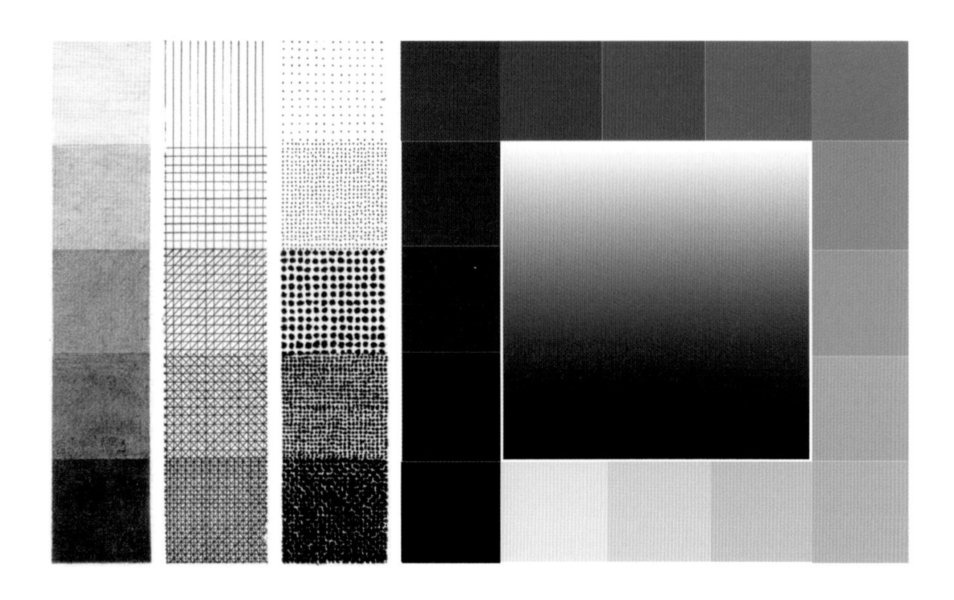

左の四角形が縦一列に配置されている図は、線を重ねることで色の濃淡を調節可能であることを示したものです。基本的には、複数の鉛筆を用いて、この程度のグレートーンのバリエーションを捉えられることが理想的です。

そして右図は、鉛筆を寝かせて色を塗り表現することが可能な濃淡の度合いをグラデーションになるように並べたものです。最終的には、16 階調ほどの濃淡を描き分けられるようにするのが目標ですが、かなり根気のいる作業になるため、どの濃淡の色が描こうとしている対象に適しているかなど、この図を一指標として活用するのも良いかもしれません。

そして、基本的に影を捉える際には、対象の形に沿うように影の面をつくるのが理想的です。濃淡を付ける際には形に沿うように（球体であれば曲線を用いて）、線を重ねていきましょう。

## 円柱の描き方

球体の練習に取り組む過程で、縁部分（円）を綺麗に捉えることが難しい、と思った方もいらっしゃるかもしれません。そこで円を捉える練習を兼ねて、円柱を題材にそのコツを紹介しましょう。球体と違い円柱は身の回りに溢れています。しかし普段あまり気にすることなく目にしている円柱も、正確に描くためにはいくつかのテクニックが必要です。特に、円柱の上面と底面の円形の描き方にはコツがありますので、以下で解説します。

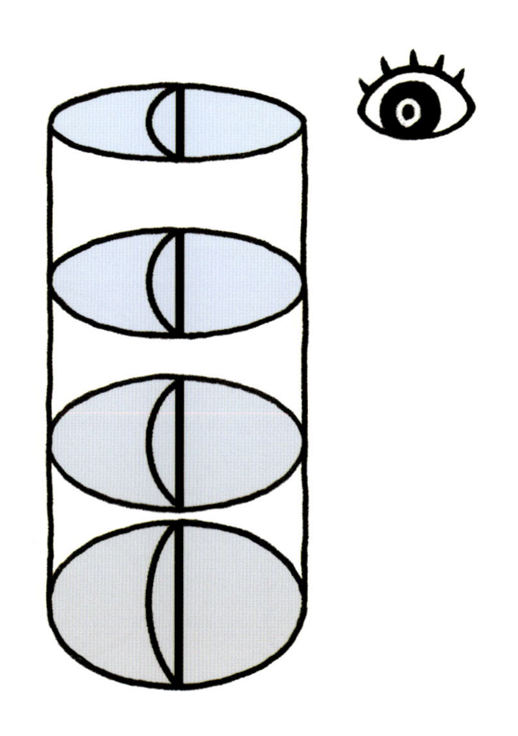

円柱はイラストとして描いた際、上面と底面の円形の大きさが異なります。上面がよりラグビーボールのような紡錘型に、そして底面の方が実際の円に近い形を有しています。これは、Case 5で扱ったパースと同じ原理です。

特に上面は、円柱を見る位置が変わることで、その形も変化します。例えば、上面とほぼ同じ位置に視点があった際、上面の球体は見えませんが、上面より上の視点をもつことで、上面の形を窺い知ることができます。その際、視点が上がれば上がるほど底面の円形に近い形になり、真上から見ると、底面の円形と重なり、上面しか見えない状態が生まれます。そのため、まずはどういった位置で見るのかを想定することが重要です。

そして、円柱の上面と底面の円形を描く時には、逆さにして確認してみましょう。円柱の上面を描く際に、半球の上円はすらっとうまく線が引けるのに、半球の下円は線が引きにくいという体験をしたことがないでしょうか。一般的に、下の図の左のように円の上円の部分は手首のスナップで描けるため歪まずに捉えられますが、下円はそれができないため歪みやすい傾向があります。円柱の上面、底面を描く際にも同様の問題が生じることが考えられるため、歪みのチェックが必要なのです。そのチェックこそが、逆さにして確認するというテクニックなのです。

円柱を捉えていた紙を逆さにしてみてください。上面・底面の下円の部分に歪みが生じているのが見えてきます。逆さにし、下円を上円にもってくることで、歪みを認知しやすくなるのです。逆さにして形の正確性を見るという手段は、円に限らず様々な場で役立つので、ぜひ活用してみてください。

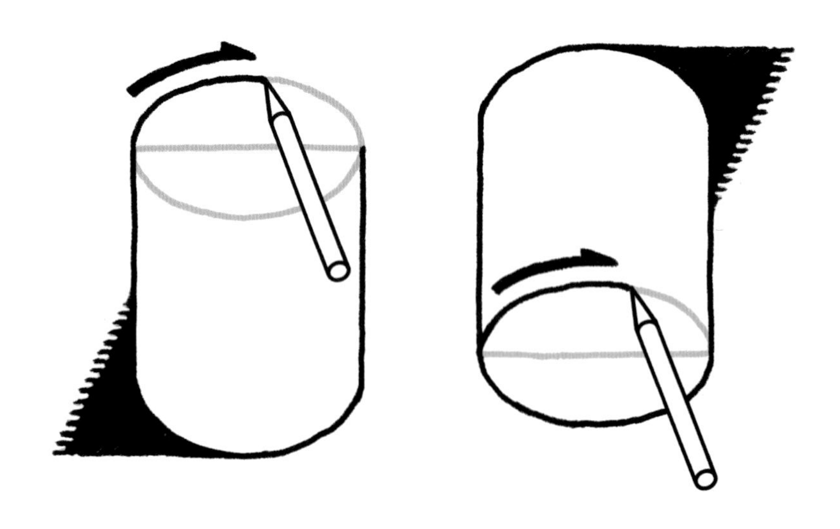

さらに言えば、円を描く時はこの図のように上円を描いたら逆さにし、残りの半円を描くようにすると歪みにくくなります。これも円に限らずすべてのイラストの形の歪みを確認する際に活かせる Tips です。

Part4 Appendix 2

# 様々な道具

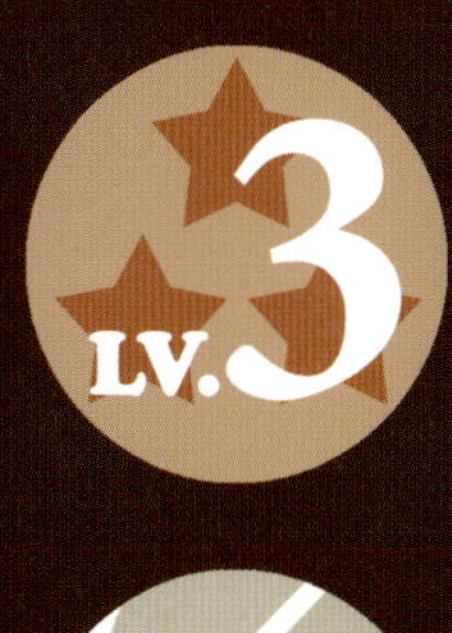

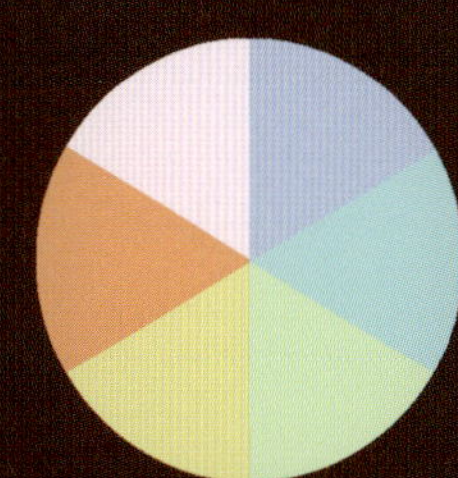

Case 1から7にて、様々な道具を使ってイラストを捉えてきましたが、ここではどのような道具があるのか、またどのような際に有効かについて、簡単に解説をしていきます。道具を知ることも、上達への第一歩です。ご自身の使いやすい道具とともにイラスト作成を行うと、より“良い”情報へと繋がっていくことでしょう。

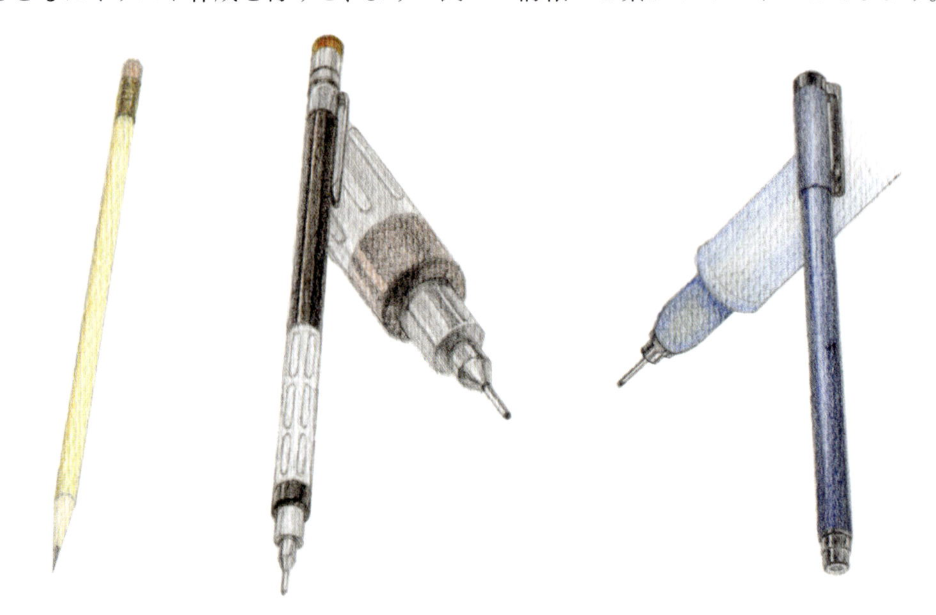

## 下書き、形をとるための道具

まずは、イラストの下書きやメインの線を引くための基本的な道具の種類から見ていきましょう。ここでは、鉛筆、シャープペンシル、ミリペンを紹介します。

### 〈鉛筆〉

様々な濃さ、種類があり、鉛筆だけで幅広い色の濃度を出すことができるため、イラストを描くのに最も適した道具と言えるでしょう。下書きをする際は、BやHB辺りの濃さを用いると、紙を痛めることなく線が描けます。難点は、使用したら常に鉛筆を削らないといけないことです。鉛筆削りを携帯する必要がある点、さらに、芯部分にキャップをしないと持ち運びできないという点は、少し不便さを感じるかもしれません。

### 〈シャープペンシル〉

こちらは、鉛筆ほど多くはありませんが、様々な芯の濃さがある点、また芯を削ることなく入れ替えるだけで使用できる点、さらに持ち運びに便利な点をふまえると、イラスト作成にとても適した道具と言えるでしょう。ただ、芯が細いため紙を傷つけてしまう恐れがあるので、注意が必要です。

### 〈ミリペン〉

様々なミリ単位のペンがあり、細かいところから大きくインパクトを残したい箇所まで、様々な用途に対応してくれる道具です。鉛筆やシャープペンの線は消しゴムで消えますが、インクを使用しているため失敗できないというリスクが生じます。特に単純な形や、より強調をしたい形を捉える際には有効な道具です。

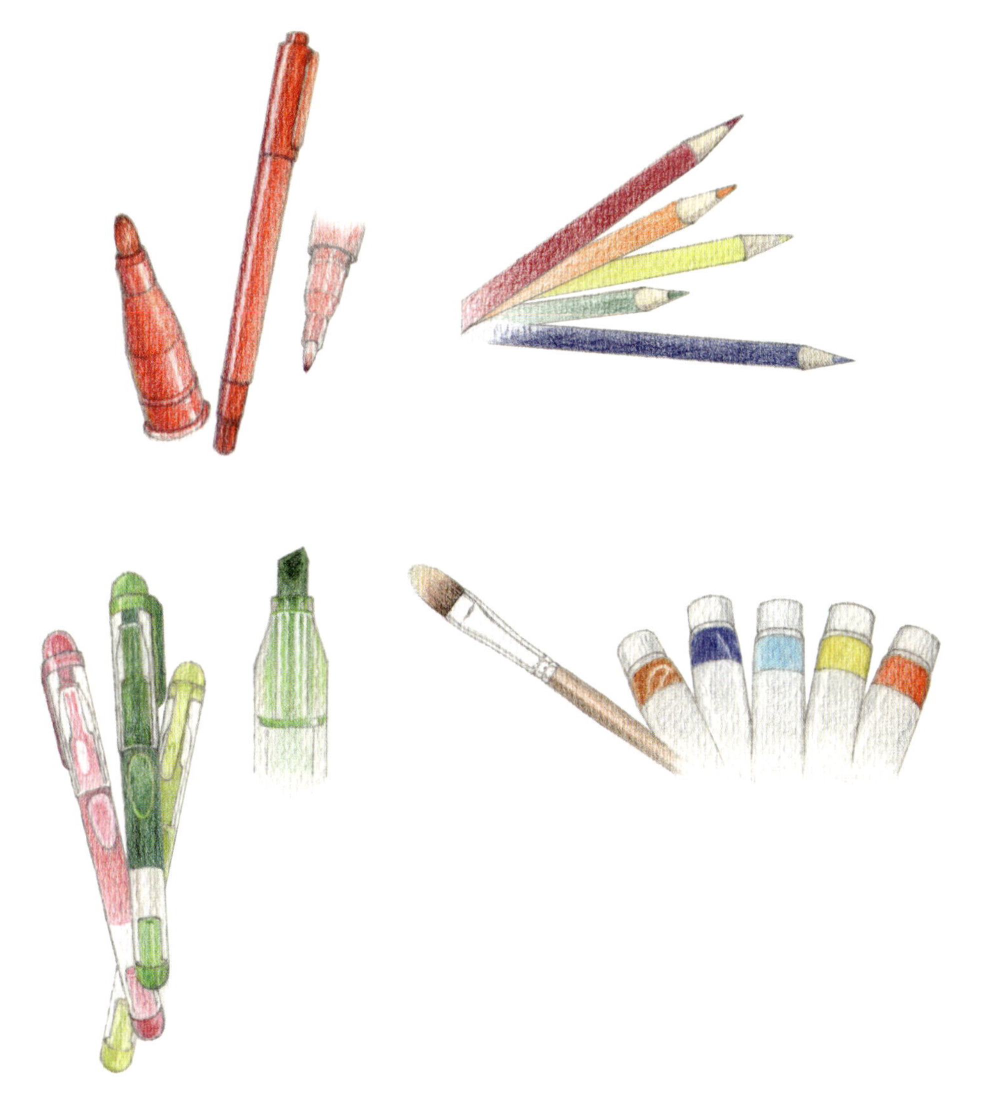

## 彩色するための道具

次に彩色するための道具を見ていきましょう。身近なものから本格的なものまで様々な種類がありますが、ここでは、赤ペン、色鉛筆、蛍光マーカー、絵の具の4つについて解説します。

**〈赤ペン〉**

恐らく、多くの人が持っているカラー道具ではないでしょうか。白黒の画面に赤ペンを入れるだけで、他の情報との差別化、情報の強調を行うことが可能です。赤と言っても、メーカーによっても明度の高いものから低いもの、様々な"赤"があるため、用途にあった"赤"を探すのも良いかもしれません。

**〈色鉛筆〉**

色の種類が豊富で、消すことができるという利点があります。ペンなどに比べて色むらが生じやすいという欠点がありますが、色鉛筆独自の淡い風合いを出すことが可能です。柔らかい印象を与えたい時などに適していると言えるでしょう。

**〈蛍光マーカー〉**

明るい蛍光色カラーは、画面をパッキリと強調する効果があります。何か一色色味が欲しい時など、素早く配色することが可能です。色を塗り直したり、重ねたりすると、インクで紙が痛んでしまう点、そして消すことができない点がデメリットです。

**〈絵の具〉**

多くの色味があり、また、水彩絵の具、アクリル絵の具など種類も豊富なため、色味をつけるのには最も適した道具です。薄い紙の上に絵の具を乗せると、紙がたゆんでしまう可能性があるため、ある程度厚みのある紙を用いて使用する必要があります。また、筆や、水差しなどの付随道具が必要であり、他の道具に比べ、後片付けに時間を要します。

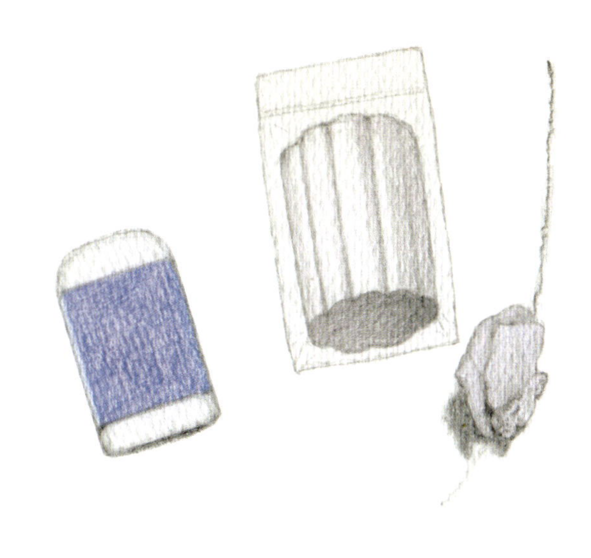

## “消す”ための道具 / 白を加える道具

描いたイラストを消す道具も重要です。ここでは、消しゴムと、練り消しを紹介します。両者共に、“消す”という目的だけでなく、消すことで白い面を描画することのできるツールでもあります。それぞれの特徴を見てみましょう。

**〈消しゴム〉**

誰もが使ったことのある、消すための道具。新品は角が鋭利なため、細かな部分も消すことができますが、使用するにつれて削れていくため、大きな面積を消すのに適していると言えるでしょう。強く力を入れて使用すると紙を痛める可能性があるので、注意が必要です。

**〈練り消し〉**

柔らで伸縮性のある素材のため、消したい箇所に適した形をつくれるのが魅力的です。広範囲を消すよりも、小さく細かな箇所を消すのに適しているため、光の白を入れる際にも活用されます。柔らかいため、紙を痛めることなく使用できます。

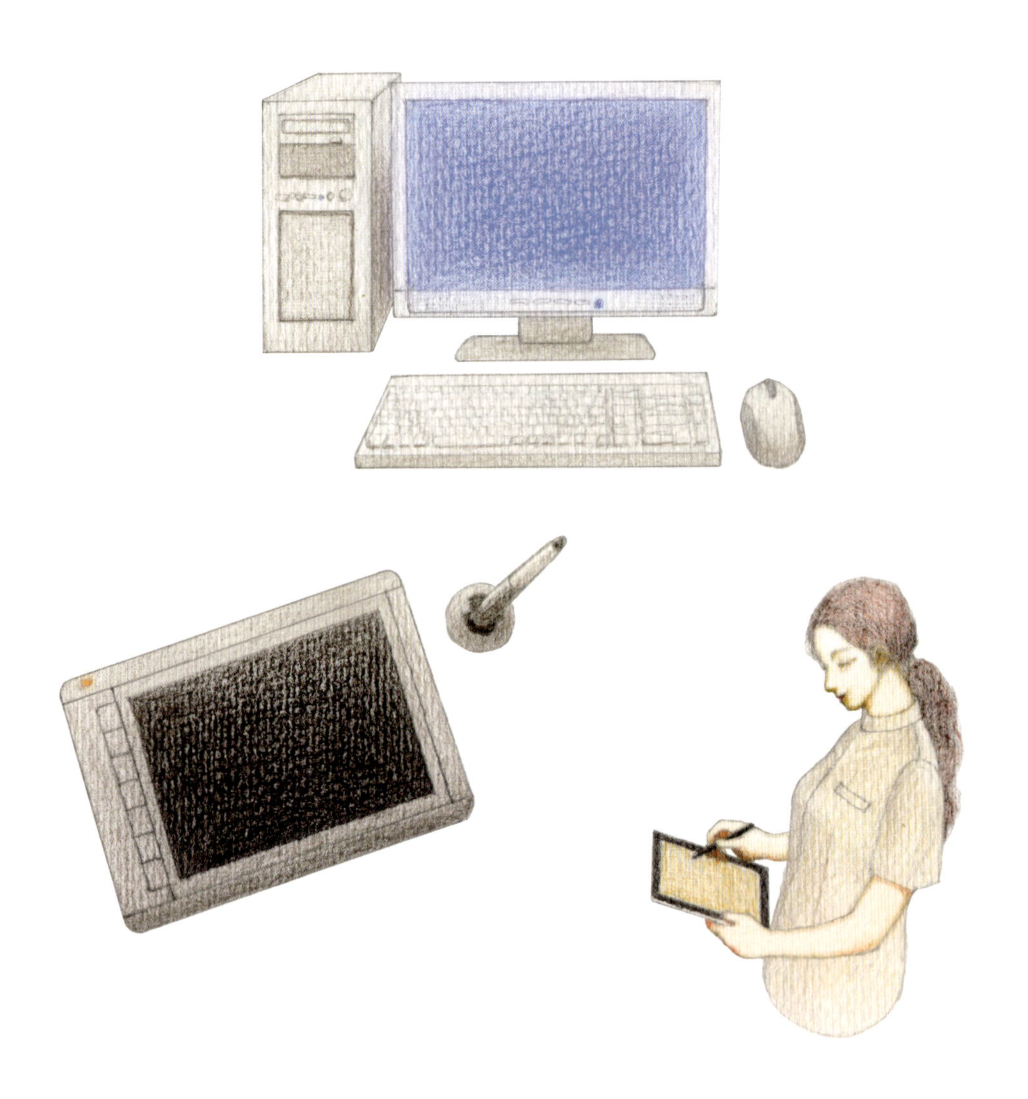

## 描画・加工・保存をこなすデジタルツール

アナログで描いたものを実際に活用する際には、スキャニングをしてパソコンに取り込むことが多いかと思います。近年では、パソコン上だけでイラストを描くことも珍しくありません。その際に役立つ、パソコン、ペンタブレット、タブレットの３つの利点と活用方法についてみていきます。

### 〈パソコン〉

アナログで描いたイラストをスキャニングした後に、画像データとして活用する際に必須の道具です。また、イラスト作成専用のソフト、画像編集専用のソフトなど、様々なツールを使うことで、スキャニングで取り込んだイラストに着色したり、形を整えたりなど、様々な作業を施すことが可能です。パソコン上でゼロからイラストを描くこともできますが、その場合は後述のペンタブレットやタブレットと組み合わせると、効率よく作業ができます。

近年では、画像を編集するツールはフリーのものから、有料のものまで多様に存在するため、用途に合わせて選ぶことも重要です。注意が必要なのは、パソコン上で画像データを作成・編集することで、画像のデータ量が増加し動作が重くなるため、データの増加に耐えうるスペックをもったパソコンで作業することをお勧めします。

**〈ペンタブレット〉**

パソコン上でイラストを描く、または配色する際に使用する、デジタル版の紙とペンです。タブレットの上でペンを走らせることで、その動きと同じ工程をパソコン上に再現します。現在は、タブレットが液晶になっているものなども発売されています。

**〈タブレット〉**

小さくて軽く、どこにでも持ち歩ける便利さがあります。タブレット専用のアプリを使用して、イラストを描くことも可能です。画面が小さいため、細かな作業には向いていませんが、急遽イラストが必要になった際に、簡易なイラストをつくるのには便利なツールと言えるでしょう。描いたイラストをパソコンに取り込みやすいこともメリットです。

## 著者プロフィール

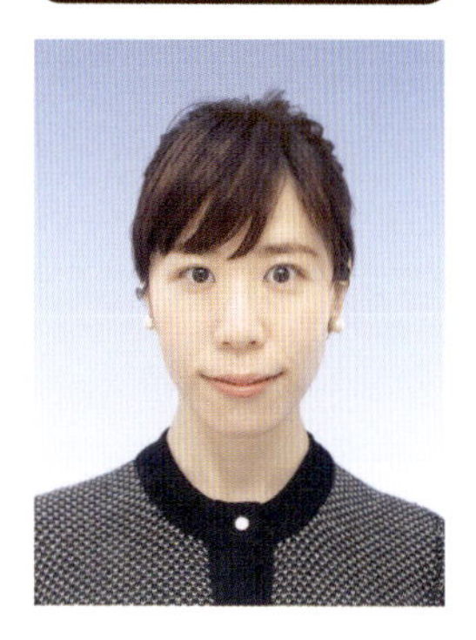

### 原木 万紀子（はらぎ まきこ）

2012年 東京藝術大学大学院 美術研究科 芸術学専攻 美術解剖学研究室 修士課程修了。
2016年 東京大学医学系研究科 社会医学専攻 医療コミュニケーション学教室 博士課程修了。博士（医学）取得。
2016年より、立命館大学 共通教育推進機構 特別招聘准教授。

修士在学時、解剖学と美術の知識を生かし、東京大学医学部附属病院 形成外科・美容外科の医師の下、メディカルイラストレーションの制作を担当。以後、医療や科学分野の情報伝達におけるビジュアルの効果・役割に関心を寄せ、博士課程にて研究に従事。現在は、裁判員裁判における遺体写真の適切なイラストレーション化（科研）や、米国で着手され始めた科学分野とArtを融合させた、創造性をはぐくむ教育活動、STEAM(Science, Technology, Engineering, Art, and Mathematics. )の実施に向けた研究に取り組んでいる。

## 監修者プロフィール

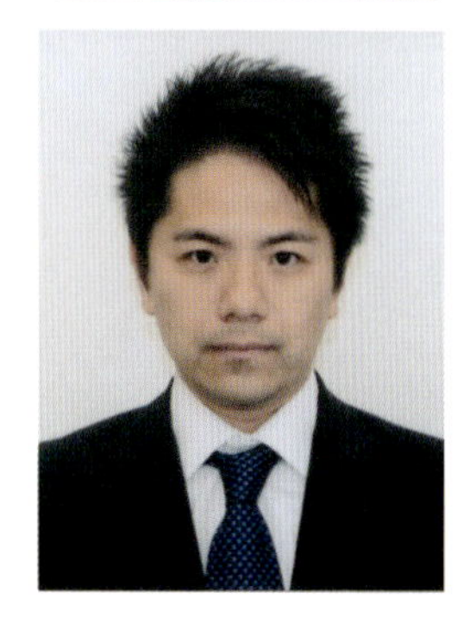

### 内藤 宗和（ないとう むねかず）

2002～'03年 中部労災病院にて臨床研修医。
2004～'10年 東京医科大学医学部医学科人体構造学講座。
2009年 東京医科大学 博士（医学）取得。
2011～'12年 ブエノスアイレス大学 医学部 組織細胞学講座 留学。
2013年～ 愛知医科大学 医学部 解剖学講座。
2017年～ 同 教授。

臨床研修医を終えた後、人体の構造に関する研究・教育に従事して参りました。学生教育においては臨床に役立つ解剖知識を伝える喜びを、研究においてはアイディアや結果を図解する楽しみを持って取り組んでいる。

# 伝わる医療の描き方

## 患者説明・研究発表がもっとうまくいく メディカルイラストレーションの技術

2018年3月20日　第1刷発行

執　筆　原木万紀子

監　修　内藤宗和

発行人　一戸裕子

発行所　株式会社　羊　土　社

〒101-0052

東京都千代田区神田小川町2-5-1

TEL　03（5282）1211

FAX　03（5282）1212

E-mail　eigyo@yodosha.co.jp

URL　www.yodosha.co.jp/

装　幀　ISSHIKI

印刷所　図書印刷株式会社

ⓒ YODOSHA CO., LTD. 2018
Printed in Japan

ISBN978-4-7581-1829-3

本書に掲載する著作物の複製権，上映権，譲渡権，公衆送信権（送信可能化権を含む）は（株）羊土社が保有します．
本書を無断で複製する行為（コピー，スキャン，デジタルデータ化など）は，著作権法上での限られた例外（「私的使用のための複製」など）を除き禁じられています．研究活動，診療を含み業務上使用する目的で上記の行為を行うことは大学，病院，企業などにおける内部的な利用であっても，私的使用には該当せず，違法です．また私的使用のためであっても，代行業者等の第三者に依頼して上記の行為を行うことは違法となります．

JCOPY <（社）出版者著作権管理機構 委託出版物>
本書の無断複写は著作権法上での例外を除き禁じられています．複写される場合は，そのつど事前に，（社）出版者著作権管理機構（TEL 03-3513-6969，FAX 03-3513-6979，e-mail：info@jcopy.or.jp）の許諾を得てください．

# 羊土社 好評書籍のご案内

## 医師・研究者むけ定期刊行誌

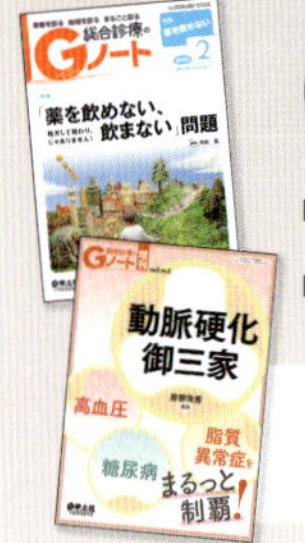


**総合診療のGノート**

■通常号（隔月刊）
定価（本体2,500円＋税）
■増刊号（年2冊）
定価（本体4,800円＋税）

プライマリ・ケアや地域医療に関わるすべての医師のための実践雑誌

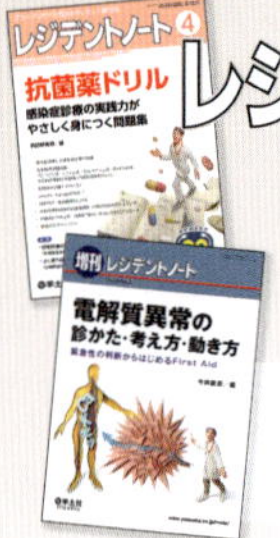


**レジデントノート**

■通常号（月刊）
定価（本体2,000円＋税）
■増刊号（年6冊）
定価（本体4,700円＋税）

とことん現場主義を貫いた研修医の必読誌

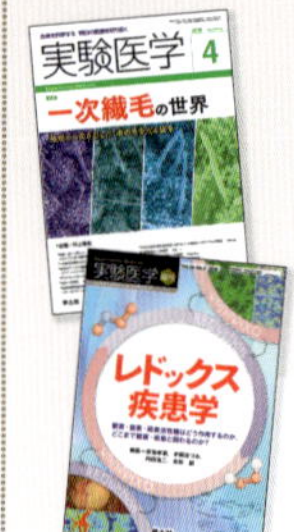


**実験医学**

■通常号（月刊）：
定価（本体2,000円＋税）
■増刊号（年8冊）
定価（本体5,400円＋税）

1983年創刊以来の歴史と実績を誇る生命科学と医学の最先端総合誌

## リハビリテーション

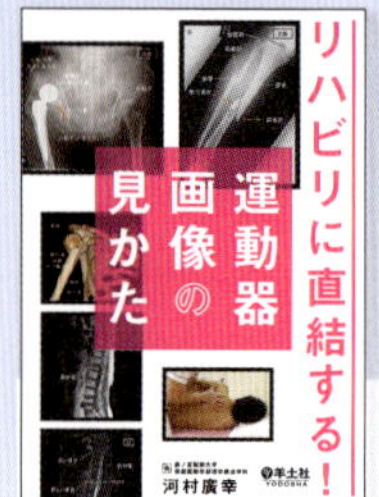


### リハビリに直結する！運動器画像の見かた

河村廣幸／編

□定価（本体4,800円＋税） □B5判 □279頁
□ISBN978-4-7581-0223-0

すべてのリハビリスタッフ必読！診断ではなく，理学療法のための画像の見かたがわかる．

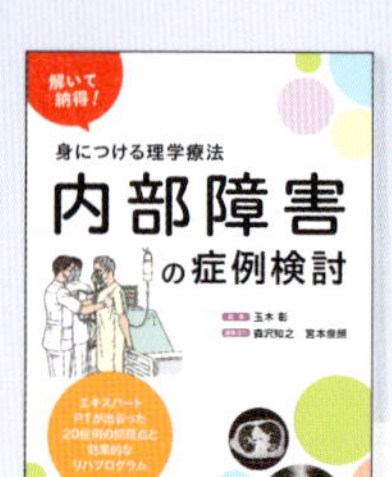


### 解いて納得！身につける理学療法 内部障害の症例検討

**エキスパートPTが出会った20症例の問題点と効果的なリハプログラム**

玉木 彰／編
森沢知之，宮本俊朗／編集協力

□定価（本体4,300円＋税） □B5判 □237頁
□ISBN978-4-7581-0226-1

症例をもとに治療の考え方を解説！問題を解いて治療介入の応用力を身につける新タイプの書籍．

## 看護

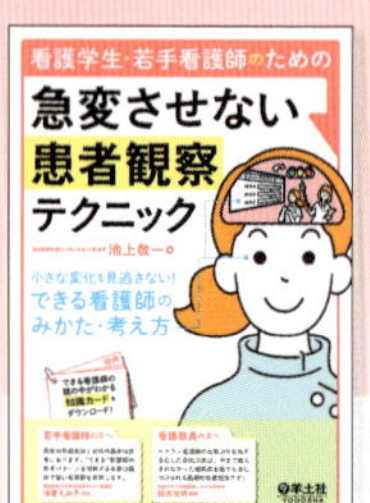


### 看護学生・若手看護師のための 急変させない患者観察テクニック

**小さな変化を見逃さない！ できる看護師のみかた・考え方**

池上敬一／著

□定価（本体2,700円＋税） □B5判 □237頁
□ISBN978-4-7581-0971-0

若手看護師必携！できる看護師の観察テクニックを言葉で解説．病棟で必ず役立ちます．

## 薬学

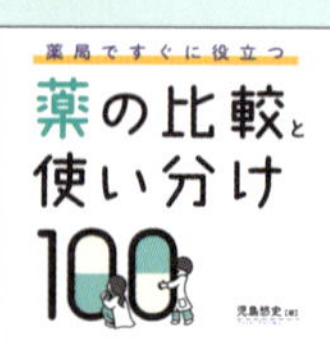


### 薬局ですぐに役立つ 薬の比較と使い分け100

児島悠史／著

□定価（本体3,800円＋税） □B5判 □423頁
□ISBN978-4-7581-0939-0

薬の特徴と使い分けが明確にわかる！薬剤師はもちろん研修医やその他医療スタッフにもおすすめ．

## すべての医療従事者むけ

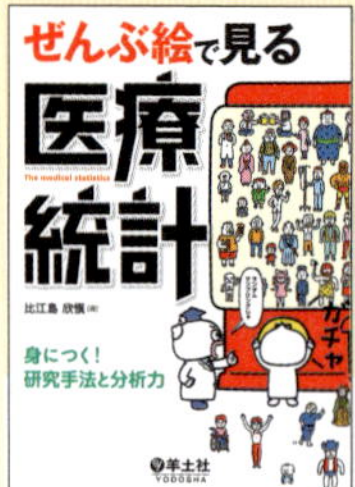


### ぜんぶ絵で見る 医療統計

**身につく！ 研究手法と分析力**

比江島欣慎／著

□定価（本体2,600円＋税） □A5判 □178頁
□ISBN978-4-7581-1807-1

医学・看護研究に必要な統計思考が見る見るわかる！図鑑のように楽しく読める入門書．

### キャラ勉！ 抗菌薬データ

黒山政一，小原美江，村木優一／著

□定価（本体2,400円＋税）
□A5変型判 □205頁
□ISBN978-4-7581-1816-3

抗菌薬と微生物をキャラクター化！抗菌薬の特徴や使い方を楽しく覚えられる入門書．

発行 羊土社 YODOSHA
〒101-0052 東京都千代田区神田小川町2-5-1 TEL 03(5282)1211 FAX 03(5282)1212
E-mail：eigyo@yodosha.co.jp
URL：www.yodosha.co.jp/

ご注文は最寄りの書店，または小社営業部まで